Gabriele Waidele

Kinesiologie

einfach erklärt

MIX
Papier aus verantwortungsvollen Quellen
Paper from responsible sources
FSC® C105338

Gabriele Waidele

Kinesiologie
einfach erklärt

Wie Kinesiologie wirkt und heilt
Ein Weg zu Gesundheit und Harmonie

Besuchen Sie mich im Internet:
www.gabrielewaidele.de
E-Mail: info@gabrielewaidele.de

Cover: Yvette Vogel

Herstellung und Verlag:

Books on Demand GmbH, Norderstedt

Bibliografische Information der Deutschen Nationalbibliothek

ISBN 978-3-8423-7137-8

Mittels Kinesiologie ist es möglich, die Ursachen von physischen oder psychischen Beschwerden zu finden und zu behandeln. Der Schlüssel zur Heilung ohne Medikamente und ohne jahrelange Psychotherapie liegt in verschiedenen Techniken zur Reduzierung der Stressreaktion des Körpers, zur Balancierung des Energiesystems und zur Veränderung der Wahrnehmung. Denn nicht die Realität ist es, die krank macht, sondern wie diese wahrgenommen wird. Die aus negativ geprägter Wahrnehmung resultierenden Emotionen wie Angst, Neid oder Hass wirken auf Dauer krankmachend. Sie beeinflussen nicht nur das Energiesystem, indem sie dort Blockaden bilden, sondern sämtliche Bereiche des Körpers, beginnend in der DNA. Werden die Energieblockaden aufgelöst und die Wahrnehmung ins Positive verändert, sind Gesundheit und Harmonie auf allen Ebenen möglich. Dieses Buch ist kein medizinisches Lehrbuch und es erhebt auch keinen wissenschaftlichen Anspruch. Es ist aus der Neugier entstanden, zu verstehen, wie Kinesiologie wirkt und wie sie gesund machen kann.

Gabriele Waidele, geboren 1966, Mutter zweier Kinder, arbeitet als Heilpraktikerin mit Schwerpunkt Kinesiologie in Offenburg.

INHALT

Worte zuvor 11

EINFÜHRUNG

Über mich 13

Mein Weg zur Kinesiologie 14

Kinesiologie und Schulmedizin 17

Krankheitssymptome sind Warnsignale 18

TEIL 1

GRUNDLAGEN DER KINESIOLOGIE

ERKLÄRUNG WICHTIGER BEGRIFFE

Kinesiologie 21

Die Lebensenergie, das Qi 22

Muskeltest 23

Stress 25

Gehirn 29

Emotionen entstehen unbewusst 30

Wie negative Emotionen krank machen 33

Wasser 37

Das autonome Nervensystem 39

Geschichte der Kinesiologie 41

Die wichtigsten Kinesiologierichtungen 43

Krankheit aus kinesiologischer Sicht 44

Wodurch entstehen Energieblockaden? 46

Das Energiesystem 47

Energiesystem – Die Meridiane 47
Energiesystem - Yin und Yang 49
Energiesystem - Die fünf Elemente 52
Themen der fünf Elemente 55
Energiesystem – Die Chakren 62
Energiesystem – Die Aura 64
Themen der 7 Hauptchakren 65

TEIL 2

KINESIOLOGIE IN DER PRAXIS

Welcher Therapeut ist für mich der Richtige? 73
Ablauf einer Kinesiologiesitzung 74
Kinesiologische Balance 76
Kinesiologische Testung 77
Blockaden auflösen 80
Korrekturpunkte und Zonen 84
Neurolymphatische Reflexzonen 84
Neurovaskuläre Reflexpunkte 86
Emotionale-Stress-Reduktion ESR 87
Thymusdrüse klopfen 88
„Meridianabfahren“ 89
Akupunkturpunkte 90
Mudras 90
Das Ende der Sitzung 91
Kosten 91

Teil 3

Weitere Betrachtungen

Woher stammen die Antworten?	92
Das Körpergedächtnis	94
Alles nur Placebo?	98
Das Seelengedächtnis	99
Gruppenseelen	100
Experimente mit morphischen Feldern	101
Testen mit Stellvertreter	102
Die Morphische Resonanz	103

Teil 4

Einsatzbereiche der Kinesiologie

Wobei Kinesiologie wirkt	107
Substanztestung	109
Allergien und Unverträglichkeiten	110
Kinesiologische Allergiebehandlung	113
Ängste	115
Urängste	118
Phobien	120
Einschränkende Glaubenssätze	121
Lernblockaden	123
Buchempfehlungen	127

Alles ist gut. Alles. Der Mensch ist unglücklich, weil er nicht weiß, dass er glücklich ist. Nur deshalb. Das ist alles. Alles! Wer das erkennt, der wird gleich glücklich sein, sofort. Im selben Augenblick.

Fjodor M. Dostojewski

WORTE ZUVOR

Mittels Kinesiologie ist es möglich, die Ursachen von physischen oder psychischen Störungen zu finden und zu behandeln. Ich beschloss dieses Buch zu schreiben, als ich feststellte, wie schwer es mir fiel, meine Therapiemethode Kinesiologie mit wenigen Worten zu erklären. Was ist Kinesiologie? Wie funktioniert Kinesiologie? Warum wirkt Kinesiologie? Was kann mittels Kinesiologie behandelt und welche Ergebnisse können erreicht werden? Macht Kinesiologie gesund? Wie läuft eine Sitzung ab?

Ich habe keine Literatur gefunden, die ich Interessierten oder Patienten zur kurzen Einführung in dieses Thema, hätte empfehlen können. Überwiegend beschreiben die auf dem Markt befindlichen Kinesiologiebücher Übungen zum Auflösen von Lernblockaden (vor allem die sogenannten Brain-Gym-Übungen) oder Methoden zur Stressreduktion, um sich selbst in ein inneres Gleichgewicht zu bringen. Die Arbeit mit Schülern die Lernschwierigkeiten haben oder die Techniken zur Selbsthilfe bei Stress, sind jedoch nur ein kleiner Ausschnitt aus der Fülle der Möglichkeiten, wie Kinesiologie hilfreich genutzt werden kann. Wer eines dieser Bücher liest, erfährt dabei nur einen Bruchteil von dem, was tatsächlich möglich ist. Denn Kinesiologie ist groß, umfassend und letztlich, auch wenn es zunächst sehr unwahrscheinlich klingt, grenzenlos anwendbar. Die Kinesiologie ist ganzheitlich. Sie kann körperliche, seelische, geistige und biochemische Aspekte der Gesundheit erfassen und bietet Möglichkeiten um sämtliche Ungleichgewichte herauszufinden und zu korrigieren. Das Buch „Lehrbuch der Psycho-Kinesiologie“ des Freiburger Psychologen und Arztes Dr. Dietrich Klinghardt erklärt meine Arbeit in einigen Punkten. Auch das Buch „Was mich gesund macht" das die englische Health-Kinesiologin Jane Thurnell-Read geschrieben hat. Für einen schnellen Überblick erscheinen mir diese Werke jedoch zu umfangreich und für Kinesiologie-Laien zu kompliziert.

In meinem Buch möchte ich meine Arbeit als Heilpraktikerin mit Schwerpunkt Kinesiologie möglichst kurz und leicht verständlich erklären. Da sich ja schon mit einzelnen Teilbereichen der Kinesiologie ganze Bücher füllen lassen, eine nicht so einfache Aufgabe. Sicherlich werden Fragen offenbleiben. Im Verlauf des Buches finden sich deshalb für weitergehend Interessierte, immer wieder auch Zitate aus Büchern, die detailliertere Informationen zum jeweiligen Thema geben. Wenn es mir zeitlich möglich ist, beantworte ich Ihre Fragen auch gerne per Mail. Meine Internet und E-Mail-Adresse finden Sie auf der vierten Buchseite im Impressum. Ziel dieses Buches ist, dass Sie als Leser nach der Lektüre verstehen können, was Kinesiologie ist und auf welche Weise Kinesiologie wirkt.

Einführung

Über mich

Meine Eltern erzählten mir, dass ich sie schon im Kindergartenalter mit unzähligen Fragen gelöchert habe. Neugierig auf Antworten war ich wohl von klein an. Als ich fünfzehn Jahre alt war, hatte mein Vater einen schweren Unfall, der ihn bis zum heutigen Tag leiden lässt und der meinen Wissensdurst in eine bestimmte Richtung lenkte. Seither suche ich mit Vorliebe nach Antworten auf Fragen wie: Was ist der Sinn des Lebens? Warum sind wir hier auf der Erde, gerade jetzt? Warum müssen manche Menschen leiden und andere haben ein glückliches Leben? Steuern wir das Leben selbst oder ist alles Schicksal und unbeeinflussbar? Gibt es tatsächlich einen Gott? Wenn ja, was, wer, wo, wie ist Gott? Und: Wer oder was bin ich? Aber auch: Was kann noch helfen, wenn die Schulmedizin versagt und ratlos ist? Wirken alternative Heilmethoden nur durch den Placeboeffekt? Welche Wahrheit steckt hinter Handlesen, Tarot, Astrologie, Homöopathie? Wie entstehen sogenannte Wunderheilungen, die sich schulmedizinisch nicht erklären lassen?

Auf meiner Suche nach den Antworten las ich unzählige Bücher. Es begegneten mir im Laufe der Jahre viele Menschen die, so wie ich selbst, auch auf der Suche waren, und mir zu Wegbegleiter oder Lehrer wurden. Ich besuchte Seminare und erlernte sogenanntes „Esoterisches“, wie beispielsweise Handlesen, Astrologie, Kartenlegen oder Pendeln. Aber auch verschiedene alternative oder naturheilkundliche Heilmethoden. Ich konnte nicht genug über alles wissen. Manches hakte ich schnell wieder ab, weil ich keinen Zugang fand, oder es in meinen Augen nicht hilfreich war. Anderes – etwa Reiki, begleitete mich phasenweise. Es gab Zeiten, in denen ich es jahrelang nicht anwendete, sehr hinterfragte, um es dann später, auf neue Weise, auf anderer Ebene, wieder zu entdecken. Ähnlich erging es mir mit der Astrologie oder der Homöopathie. Dabei fügte sich immer wieder eins zum anderen, und ich fühle, dass es so, wie es ist, genau richtig ist. Diese Suche prägt meinen Lebensweg. Sie gibt meinem Leben Sinn. Sie macht mich glücklich und zu der, die ich bin, vor allem wenn ich feststelle, dass aus mir, der Suchenden, immer öfter eine „Findende“ wird. Denn ab und an finde ich Antworten auf meine vielen Fragen.

Mein Weg zur Kinesiologie

Die Kinesiologie entdeckte ich vor einigen Jahren, als ich mich selbst in einer schweren Lebenskrise befand. Ich hatte beschlossen, meinen „lebenslänglichen“, existenzsichernden Beruf als Beamtin aufzugeben. Stattdessen beabsichtigte ich, einen schon länger gehegten Wunsch zu verwirklichen. Ich wollte meine Kenntnisse in der Naturheilkunde nutzen und als Heilpraktikerin arbeiten. Nur wenige Tage, nachdem ich die Entlassungsurkunde meines damaligen Arbeitgebers erhalten hatte, trennte sich jedoch mein Partner von mir. Quasi über Nacht löste sich dadurch nicht nur meine Ehe, meine Familie, sondern auch meine gesamte Lebensplanung in Luft auf. Ich hatte das Gefühl als würde mir der Boden unter den Füssen weggerissen. Nicht nur der Schmerz den Partner und die Sicherheit einer intakten Familie verloren zu haben, sondern auch massive Existenzängste quälten mich. Unter diesen Umständen konnte ich mir keine positive Zukunft mehr vorstellen. Ich war mehr als verzweifelt. In diesem Abschnitt meines Lebens begegnete mir eine Kinesiologin, die von ihrer Therapie erzählte. Ich ließ mich zweifelnd auf ihre Arbeit ein und fand mithilfe weniger kinesiologischer Sitzungen tatsächlich frischen Lebensmut. Ich erhielt positive Impulse und entwickelte ein neues Selbstwertgefühl. Ich machte in kurzer Zeit eine persönliche Entwicklung durch, die ich mir nie hätte träumen lassen. Doch es war mir ein Rätsel, wie Kinesiologie es geschafft hatte, dass ich die Welt wieder mit anderen Augen sehen konnte, denn an meinen Lebensumständen hatte sich dadurch ja nichts verändert. Keine andere Methode, die ich je gelernt oder auch ausprobiert habe, hat auf mich einen so tief greifenden und hochwirksamen Eindruck hinterlassen.

Meine eigenen positiven Erlebnisse bestärkten mich, diese für mich selbst so hilfreiche Therapieform zu erlernen. Aber auch später, während meiner Ausbildung zur Kinesiologin erhielt ich auf die Fragen: „Was genau geschieht während einer Kinesiologiesitzung im Körper des Patienten?" keine für mich befriedigenden Antworten. Das Erklärungsmodell, welches in der Kinesiologie verwendet wird, nämlich dass dabei Blockaden aufgelöst und der Energiefluss wiederhergestellt wird, genügte mir nicht, um verstehen zu können, warum Kinesiologie wirkt. Denn auch andere Techniken nutzen dieselbe Erklärung z. B.: Reiki, japanisches Heilströmen (Jin Shin Jyutsu) oder auch die Akupunktur. Dennoch erscheinen mir diese Heilmethoden nicht so wirksam wie Kinesiologie.

Da ich keine Therapie anbieten mochte, deren Resultate ich mir selbst nicht genau erklären konnte, suchte ich nach stimmigen Erklärungen. Ich begann die Beziehung zwischen Emotionen, Stressreaktionen, Energieblockaden und Krankheiten genauer zu verstehen. Neurobiologie, Epigenetik, Quantenphysik, viele wissenschaftliche Entdeckungen der letzten Jahre bestätigten und erklärten mir, warum Kinesiologie funktioniert. Im Verständnis dieser Zusammenhänge entwickelte sich für mich, die noch so junge, eher unbekannte Methode Kinesiologie zur Therapie der Zukunft. Sie werden dies beim Lesen des Buches selbst feststellen können. Einiges was ich in diesem Buch beschreibe, entspricht jedoch nur meiner eigenen, nicht der üblichen Lehrmeinung, wie Kinesiologie wirkt.

In der Praxis arbeite ich mit Elementen aus verschiedenen Kinesiologierichtungen. Die Grundlage meiner Arbeit bildet die Health-Kinesiologie von Dr. Jimmy Scott. Ich ergänze ganz nach Bedarf des Patienten, die kinesiologischen Elemente mit naturheilkundlichen und alternativen Therapien. Zum Beispiel mit Homöopathie, Bachblüten, Edelsteinen, Dorn-Breuss, systemischen Methoden, Ultraschallschwingungen, aber es fließen natürlich auch Reiki-Energie oder craniosakrale Rhythmen in die Therapie mit ein. Im Prinzip ist es möglich, alle bekannten Verfahren in eine Kinesiologiesitzung mit einzubetten. Dabei soll aber nicht vergessen werden, dass Kinesiologie eine eigene, in sich schlüssige und komplette Therapiemethode darstellt. Es bedarf der Ergänzungen nicht unbedingt. Für mich machen sie aber die kinesiologische Arbeit effektiver, weil so auf unterschiedlichen Ebenen gearbeitet werden kann. Wenn ich im folgenden Buch der Einfachheit halber nur von Kinesiologie spreche, meine ich damit diese, meine von mir angewendete Art der Kinesiologie, die ich „umfassende Kinesiologie“ nennen möchte, weil sie keine Einschränkungen kennt und allumfassend, ganzheitlich ist.

Kinesiologie und Schulmedizin

Kinesiologie sollte keinesfalls in Konkurrenz zur Schulmedizin stehen, sondern deren sinnvolle Ergänzung sein. Bei Unfällen oder schweren Krankheiten führt kein Weg am Arzt vorbei. Bei akutem Krankheitsgeschehen können die richtigen (schulmedizinischen) Medikamente häufig schnell Linderung verschaffen und oft genug Leben retten. Man denke nur an die Zeiten, bevor das Penicillin entdeckt wurde. Es starben damals massenhaft Menschen an Infektionen oder Erkrankungen, die heute kein Schreckgespenst mehr darstellen. Dies ist sicherlich ein großer Verdienst der Schulmedizin und der Wissenschaft. Was aber nicht heißt, dass ich der Gabe vieler Arzneien nicht kritisch gegenüberstehe. Antibiotika und andere nebenwirkungsreiche Medikamente werden zu oft und häufig unnötig eingesetzt, mit dem Ergebnis von schwerwiegenden Resistenzen und Folgeerkrankungen. Oft machen die Nebenwirkungen der Medikamente den Patienten mit der Zeit kränker als er zuvor war. Doch eine schwere Lungenentzündung oder ein Krebsgeschehen ausschließlich mit Kinesiologie zu behandeln, ist unverantwortlich. Schwere akute Erkrankungen oder Traumen, die durch Unfälle entstanden sind, gehören in die Hände der Schulmedizin, weil diese hier wirklich hilfreich ist. Was das Gebiet der Heilung von chronischen und psychischen Erkrankungen angeht, zeigt sich die Schulmedizin jedoch weitgehend hilflos und auch nicht besonders erfolgreich. Es scheint daran zu liegen, dass die wissenschaftliche Medizin im Gegensatz zur Alternativmedizin einen gewissen Ausschließlichkeitsanspruch vertritt, hierdurch aber bei Krankheiten versagt, die vielfältige Ursachen haben. In diesem Bereich kann die Kinesiologie Patienten helfen, die meist eine lange Odyssee von Arztpraxis zu Arztpraxis hinter sich haben, bis sie endlich den Weg zum Kinesiologen finden. Alles hat also seinen Platz und seinen richtigen Zeitpunkt. Ich wünsche mir für die Zukunft, dass es möglich ist, zum Wohle der Patienten, Hand in Hand mit Ärzten zusammen zu arbeiten, denn auch in akuten Fällen ist Kinesiologie begleitend hilfreich und fördert eine schnellere Genesung.

Krankheitssymptome sind Warnsignale

Für mich sind Symptome (also das, was üblicherweise als Krankheit bezeichnet wird, z. B.: Kopfschmerzen, Rückenschmerzen, Hautausschläge, Schlafstörungen, Schnupfen, Bluthochdruck) wichtige Warnsignale des Organismus. Sie appellieren an den betroffenen Menschen, etwas zu verändern. Diese Veränderung kann auf seelischer, geistiger oder körperlicher Ebene notwendig sein. So wie eine Warnlampe am Armaturenbrett eines Autos aufleuchtet, wenn der Ölstand zu nieder ist, tauchen Krankheitssymptome auf. Kein Autobesitzer käme je auf die Idee, dass diese Angelegenheit einfach nur durch Entfernen des Lämpchens gelöst werden könnte. Es ist jedem glasklar, dass das Problem weiterhin bestehen würde, auch wenn das mahnende Lämpchen weg wäre. Das Resultat wäre ein sehr schlimmer Motorschaden, wenn man nicht die Ursache beseitigen und Öl nachfüllen würde. Doch wenn es um unseren viel wertvolleren Körper geht, verhalten wir uns genauso. Wir versuchen das Warnlämpchen abzuschrauben, es auszuschalten. Warum es aufgeleuchtet hat, interessiert nicht wirklich. So wird von Schulmedizinern, aber auch von vielen Heilpraktikern, meist ausschließlich das Symptom behandelt.

Für mich durchaus verständlich, denn dieses löste ja den Leidensdruck aus. Der Kranke sucht den Arzt oder Heilpraktiker in der Hoffnung auf, dass dieser einen Knopf drücken (oder eine Pille verschreiben) kann, sodass die Krankheit am besten sofort und ohne weitere Anstrengung verschwindet.

Leider funktioniert das Gesundwerden nicht so einfach. Viele Patienten haben dies, vor allem bei chronischen Erkrankungen, schon am eigenen Leib erfahren. Es genügt eben nicht einem Rheumatiker Schmerzmittel zu geben, denn dieses kann zwar dessen Gelenkschmerzen lindern, nicht jedoch das Rheuma selbst ausheilen. Die Schmerzen kommen nach Abklingen des Arzneimittels wieder. Bei Sodbrennen mag es sinnvoll erscheinen, Säureblocker zu schlucken. Die eigentliche Ursache ist damit aber nicht behoben. Bei Ängsten oder Depressionen mögen Psychopharmaka gut tun, aber es ist fraglich ob nach Absetzen der Mittel, die Welt des psychisch Erkrankten wirklich wieder in Ordnung ist. Fatal ist, dass Symptome während einer Behandlung tatsächlich verschwinden können, kurze Zeit später aber auf andere Weise wieder auftauchen. Dies ist vor allem von Krankheiten aus dem allergischen Formenkreis bekannt. Verschwindet die Neurodermitis, häufig genug mit Hilfe von nachteiligem Kortison, entsteht im Frühling darauf Heuschnupfen. Ist dieser endlich mittels verschiedenster Medikamente „geheilt", entwickelt sich Asthma. Grund dafür ist, dass lediglich das Symptom behandelt und dadurch verdrängt wurde. Die eigentliche „Ursache" ist aber geblieben und musste sich nun ein neues Symptom suchen, um weiterhin auf sich aufmerksam zu machen. Die Krankheit ist nicht unser Feind, sondern ein Helfer unserer Seele, die uns auf diese Weise eine Botschaft mitteilen will.

Erst wenn der Mensch diese Botschaft erkannt hat und sein Leben entsprechend verändert hat, kann er wieder gesund werden. Natürlich gibt es Viren oder andere Erreger, die in einen Menschen eindringen können, doch nur wenn der entsprechende Nährboden dafür da ist, können diese krankmachen. So wie ein Schimmel im Badezimmer auch nur bei ausreichend Wärme und Feuchtigkeit gedeihen kann. Alles putzen und schrubben nutzt nichts. Erst wenn das Klima des Zimmers verändert wurde, kann sich der Schimmel zurückziehen. Wer diese Thematik spannend findet, dem seien die Bücher von Thorwald Dethlefsen und Rüdiger Dahlke ans Herz gelegt (z. B. „Krankheit als Weg“ oder „Schicksal als Chance“). Die Stärke der Kinesiologie liegt darin, dass es mit ihrer Hilfe möglich ist, herauszufinden, was hinter den Symptomen steckt. Es kann nach der Ursache der Erkrankung gesucht werden. Ist diese gefunden und behandelt, kann der Mensch gesund werden.

„Geh Du vor", sagte die Seele zum Körper, „auf mich hört er nicht. Vielleicht hört er auf Dich!"
„Ich werde krank werden, dann wird er sich Zeit für Dich nehmen", sagte der Körper zur Seele.

(Ulrich Schaffer)

TEIL 1

GRUNDLAGEN DER KINESIOLOGIE

ERKLÄRUNG WICHTIGER BEGRIFFE

KINESIOLOGIE

Der Begriff selbst stammt aus dem Griechischen und bedeutet im ursprünglichen Sinne: „Lehre von der Bewegung“. In der Schulmedizin versteht man unter Kinesiologie hauptsächlich die Bewegungslehre und die Untersuchung der Muskulatur. Kinesiologie ist aber auch ein Oberbegriff für sämtliche Therapierichtungen die eine bestimmte Technik des Muskeltestens verwenden, um Blockaden und Ungleichgewichte, die das körperliche oder seelische Wohlbefinden beeinträchtigen, aufzuspüren. Um diese Bedeutung des Begriffs Kinesiologie geht es in diesem Buch.

Neben der speziellen Art des Muskeltestens, ist in diesem Wortsinn, vor allem auch die Bewegung der Lebensenergie im Energiesystem des Menschen gemeint. Bewegt sich die Energie in einem Zustand des Gleichgewichts, ist der Mensch gesund. Blockierungen stören das Wohlbefinden. Dann kann die Lebensenergie nicht mehr gleichmäßig fließen und es entsteht im Laufe der Zeit Krankheit. Völliger Stillstand im gesamten Energiesystem führt schließlich zum Tod.

Die Lebensenergie, das sogenannte „Qi“ ist in verschiedenen Kulturen auch als Prana, Mana, Reiki oder Od bekannt. Da Kinesiologie sich an den Begriffen und Ideen der chinesischen Medizin anlehnt, verwende ich nachfolgend den Begriff Qi.

Die Lebensenergie – Das Qi

Das chinesische Wort Qi (gesprochen: Tschi) bedeutet wörtlich übersetzt Atem, Energie, Luft, Hauch, Äther, Dampf, Temperament, Kraft oder auch Atmosphäre. Das Qi ist eine universelle Kraft, die alle Lebewesen, Pflanzen und Dinge durchströmt. Das Qi ist in uns und um uns herum. Es ist vitale Lebenskraft, Lebensenergie, ein Geist, der alles durchdringt, alles umfasst. Sensible Menschen können diese Energie manchmal wahrnehmen und viele, vor allem asiatische Heilmethoden basieren darauf, das Qi zu stärken, beziehungsweise das Qi in ein Gleichgewicht zu bringen. (Traditionelle chinesische Medizin und Akupunktur, Tai-Qi, Qi-Gong, Reiki, japanisches Heilströmen, Pranaheilung, Handauflegen, Feng-Shui).

Das Qi soll immer in einem gesunden Gleichgewicht sein. Ein Übermaß davon ist nicht gut, ein Energiemangel selbstverständlich auch nicht. Wobei ein Übermaß an einer Stelle immer durch einen Mangel an anderer Stelle zustande kommt. Die chinesische Medizin differenziert zwischen verschiedenen Qi-Energien. Ich möchte nur auf die allerwichtigsten drei eingehen. Diese nennt man „die drei Quellen". Die Erste ist das Ursprungs-Qi. Dieses wird bei der Empfängnis von den Eltern auf das Kind übertragen und ist für die ererbte Konstitution eines Menschen verantwortlich. Es wird in den Nieren gespeichert und kann bei Verlust nicht mehr aufgefrischt werden. Die zweite Quelle ist das Nahrungs-Qi, das der verdauten Nahrung entzogen wird. Die dritte Quelle ist das natürliche Luft-Qi, das die Lunge immerfort aus der eingeatmeten Luft gewinnt. Bis zu einem gewissen Punkt können sich Energieungleichgewichte in diesen Bereichen gegenseitig ausgleichen. Um das Qi zu nähren, ist deshalb vor allem eine gute Atemfunktion, sauerstoffreiche Luft, gesundes Essen aber auch Erholung, Freude und Zufriedenheit bei der Arbeit und im Leben wichtig. Schlechte Ernährung, wenig Bewegung, sauerstoffarme Luft oder negative Emotionen führen zu Blockaden und in deren Folge zu einem Ungleichgewicht im Energiehaushalt. Ist das Qi über längere Zeit nicht in Balance – also blockiert und im Mangel, wird der Mensch krank. Mittels Kinesiologie kann das Qi wieder in seinen natürlichen ausgeglichenen Zustand gebracht werden.

MUSKELTEST

Der Muskeltest ist das Diagnoseinstrument der Kinesiologie. Dabei geht es nicht um das Testen der Muskelstärke, sondern um das Erfühlen und Wahrnehmen einer Veränderung des Muskeltonus. Der Muskeltest ist wesentliches Element dieses Heilverfahrens. Ohne den Muskeltest ist es keine Kinesiologie! Für viele bedeutet Kinesiologie allerdings nur Muskeltesten und sonst nichts. Aber das ist falsch, denn zur Kinesiologie gehört auch eine ganz spezielle Heilbehandlung. Der Muskeltest dient als Biofeedbacksystem, um herauszufinden, was ein Mensch braucht, um gesund zu werden, oder um sein Problem zu lösen. Er gibt Auskunft darüber, was sich auf den Organismus als Stress auswirkt und ihm in irgendeiner Weise schadet. Dies gilt sowohl für Substanzen als auch für verschiedene Sinneseindrücke (Farben, Geräusche, Berührungen, Gerüche), für elektrische oder elektromagnetische Störungen (Wasseradern, Elektrosmog, Handys usw.), wie auch für unverarbeitete blockierende psychische Themen (traumatische Erlebnisse, negative Emotionen und Gedanken, Ängste, Erwartungshaltungen, behindernde Glaubenssätze usw.). Meiner Erfahrung nach machen die psychischen Stressoren die Mehrzahl der Ursachen aus, die letztendlich für Krankheit verantwortlich sind. Indem also über den Muskel herausgefunden wird, was Stress auslöst (und somit schadet) und was nicht, findet ein nonverbaler Dialog mit dem Körper des Patienten statt.

Wie kann nun aber über einen Muskel herausgefunden werden, was eine Stressreaktion im Körper auslöst? Wir alle haben schon erfahren, dass wir etwas fallen lassen oder unsere Koordination verlieren, wenn wir uns erschrecken. Für einen kurzen Moment konnte sich der Handlungswille nicht in eine Muskelreaktion umsetzen. Diese Wirkung wird über das autonome Nervensystem *(siehe Seite 39)* gesteuert, welches wir nicht bewusst kontrollieren können. Eine durchaus sinnvolle Einrichtung unseres Körpers, um die Muskulatur in Gefahrensituationen für instinktive und reflektorische Reaktionen freizugeben. Die Muskeln reagieren also auf eine Reaktion des Nervensystems und verändern kurzzeitig ihre Spannung. Genau diese minimale Spannungsveränderung kann über den Muskeltest wahrgenommen werden. Die Testung mit dem Muskel folgt der gleichen Idee wie die Testung mit einem Biofeedbackgerät, dem Vegatest oder mit einem Lügendetektor. Nur wird bei diesen technischen Verfahren der elektrische Hautwiderstand, die Atmung, der Puls oder der Blutdruck gemessen. Diese Faktoren verändern sich bei Stress ebenso wie der Muskeltonus, der in der Kinesiologie benutzt wird. Kinesiologie arbeitet beim Muskeltesten ohne technische Apparaturen und ist dadurch für den Patienten spür- und nachvollziehbar. Es geht also beim Muskeltest nicht um das Testen der Muskelkraft, sondern um das Erfühlen einer kurzen Reaktion, die die Veränderung des Muskeltonus anzeigt. Am bequemsten funktioniert der Test mit den Armmuskeln. Hierzu wird der Arm in eine bestimmte Position gebracht. So soll der Arm nun gehalten werden, während der Kinesiologe mit leichtem Druck in eine vorgegebene Richtung drückt. Im Normalzustand ist der Muskel „stark", er „sperrt", was bedeutet, dass er sich nicht ohne Weiteres wegdrücken lässt. Bei Stress gibt der Muskel nach, wird „schwach". Dabei sollte der Druck so sein, dass die getestete Person den Unterschied zwischen stark und schwach gerade noch spüren kann. Es ist unnötig, wie es zum Beispiel in der Psycho-Kinesiologie üblich ist, mit einem Druck von mehreren Kilogramm auf den Muskel einzuwirken. Der Muskeltest soll ja nicht zum Kräftemessen zwischen Therapeut und Patient werden. Außerdem ermüdet der Muskel auf diese Weise sehr schnell. Ich selbst arbeite mit einem sanften Druck von etwa zweihundert Gramm.

Stress

Viele Techniken in der Kinesiologie dienen dem Stressabbau. „Das entstressen wir jetzt mal" ist deshalb einer meiner Lieblingssätze während einer Kinesiologiesitzung. Hier besteht allerdings Erklärungsbedarf, denn mit Stress ist in der Kinesiologie nicht einfach nur Stress im Sinne von Zeitdruck und viel Arbeit gemeint. Mit Stress wird in der Kinesiologie alles bezeichnet, was den Energiefluss stört, dem Körper schadet und ihm nicht gut tut. Patienten, die verstanden haben, was ich mit „entstressen" meine, und wie die Wirkung ist, kommen dann schon mal in die Praxis mit dem Spruch auf den Lippen: „Ich hab grad Stress auf meinen Partner" oder „Ich hab grad Stress auf meine Arbeit, machen Sie mir den mal weg!“ Es geht dann darum, die Blockade im Energiesystem, die durch die Stressoren Partner oder durch die Arbeit entstanden ist, aufzulösen. Hierbei ist interessant, dass auch Wörter oder Themen die auf den ersten Blick unverfänglich wirken „stressen“ können, weil sie Signalcharakter haben. Zum Beispiel: Erfolg, Geld, Anerkennung, Glück, Liebe. Im Prinzip sind dies positive Begriffe, die aber je nachdem wie das Thema wahrgenommen wird, Stress auslösen können.

Bei Stress läuft im Körper immer die gleiche Reaktion ab. Stresshormone (u. a. Adrenalin und Noradrenalin) werden freigesetzt, dadurch erhöht sich die Herzfrequenz. Der Blutdruck steigt, die Atmung wird schneller, die Anzahl der freien Fettsäuren und der Zuckerwert im Blut erhöhen sich, die Muskeln werden stärker durchblutet. Gleichzeitig werden die Arbeit der Verdauungsorgane und die Denkleistung des Großhirns herabgesetzt. Begründet liegt dieses Muster in unserer Entwicklungsgeschichte. Früher war es überlebenswichtig, bei drohenden Gefahren blitzschnell zu reagieren. Griff etwa ein wildes Tier an, musste ein Steinzeitmensch entweder schleunigst flüchten oder kämpfen. Er konnte nicht lange über seine richtige Reaktion nachdenken, das wäre möglicherweise tödlich gewesen. Deshalb entwickelte unser Körper im Laufe der Evolution eine Strategie, um innerhalb kürzester Zeit Höchstleistungen zu ermöglichen. Hierdurch steht uns heute ein System zur Verfügung, das bei echten Notfällen das Leben retten kann, weil es das Reaktionsvermögen stark erhöht. Dieses System wird vom autonomen Nervensystem gesteuert *(siehe Seite 39)*. Leider wird diese unbewusste Stress-Wirkungskette auch oft in Situationen ausgelöst, in denen wir heutzutage nicht mehr flüchten können – selbst wenn unser Unterbewusstsein dies für notwendig hält und deswegen ja auch die Reaktion auslöste: Ehekrisen, Trennungen, nörgelnde Chefs, mobbende Kollegen, Arbeitsplatzverlust, Zeitdruck, langweilige monotone Arbeit, aber auch Spinnen, Menschenmengen, eine Prüfung, eine Klassenarbeit und vieles mehr. In all diesen Situationen stellt der Körper unseren Muskeln jede Menge Energie zur Verfügung. Gleichzeitig wird aber die Zone für das bewusste, assoziative Denken im Vorderhirn abgeschaltet, um stattdessen mehr Energie dem Stammhirn, dem Bereich der für Reflexe, Instinkt und Erfahrungswissen zuständig ist, zuzuführen. Mit fataler Wirkung: Mitten in einer Prüfung haben wir ein Brett vor dem Kopf oder uns fällt im Vorstellungsgespräch beim besten Willen nichts mehr ein. Es ist nicht mehr möglich klar nachzudenken oder eine Entscheidung zu treffen. Auch wird die den Muskeln vermehrt zugeführte Energie nicht mehr benutzt, um zu kämpfen oder schnell weg zu laufen. Die Stressreaktion kann dadurch nicht abgebaut werden und wirkt noch lange nach. Es kann Stunden dauern, bis der Körper wieder ins Gleichgewicht zurückfindet. Manchmal gelingt dies durch die Masse der ständig immer aufs Neue einwirkenden Stressfaktoren überhaupt nicht mehr. So bleibt der Blutdruck auf Dauer erhöht. Der Puls zu schnell. Die Fettsäure- und Blutzuckerwerte im Blut zu hoch. Die Muskeln verspannen sich mit der Folge von Nacken- und Rückenschmerzen, die Verdauung funktioniert nicht mehr und das Denken fällt schwer. Die Gedanken kreisen, weil das Vorderhirn blockiert ist und so keine Lösungen mehr gefunden werden können. Schlafstörungen tauchen auf. Eins kommt zum anderen und irgendwann erscheinen auch die ersten

Krankheitssymptome. Fatalerweise speichert der Körper bestimmte Stresserfahrungen, um beim nächsten Mal noch schneller reagieren zu können. Dies führt neben den körperlich messbaren Erscheinungen auch zu dauerhaften Blockaden im Energiesystem. Das Qi kann nicht mehr frei fließen. Ein Teufelskreislauf beginnt, denn wenn die Energie blockiert ist, werden Stressreaktionen noch langsamer abgebaut. Die Zahlen, die mit Stress in Verbindung gebracht werden, sind alarmierend! Stress ist ein größerer Risikofaktor als Rauchen. Es wird geschätzt, dass hinter 50 - 75 % der Arztbesuche Stress als Ursache steht. Die meisten Medikamente, die in westlichen Ländern eingesetzt werden, zielen auf die Behandlung von Krankheiten, die in unmittelbarem Zusammenhang mit Stress stehen. Antidepressiva, Mittel gegen Sodbrennen, Beruhigungs- und Schlafmittel, Mittel gegen Bluthochdruck oder gegen zu hohen Cholesterinspiegel. Stress schadet auch dem Immunsystem. Neuere US-Studien belegen, dass chronischer Stress offenbar bestimmte Gene aktiviert, die das Immunsystem in einen permanenten Alarmzustand versetzen. Dies begünstige dann die Entwicklung körperlicher und psychischer Erkrankungen wie Diabetes, Allergien, Herz-Kreislauf-Erkrankungen und Depressionen. Bei Stress ist die Wundheilung um 40 % verzögert. „Bei Sorgen, Existenzangst, Mobbing oder anderen negativen Emotionen treten degenerative chemische Prozesse auf". *(Forschungsergebnisse des Zellbiologen Bruce Lipton New York, USA)*. „Bei Stress fallen die IgA Werte durchschnittlich sechs Stunden lang ab, was die Widerstandskraft gegen Infektionen mindert. Allein der Versuch sich eine Szene vorzustellen, in der man wütend wird, führte in einer Studie zu diesem Ergebnis!" (*Das Gedächtnis unseres Körpers, Joachim Bauer).*

Gehirn

Das menschliche Gehirn besteht aus über 20 Milliarden Nervenzellen. All diese Nervenzellen (Neuronen) sind über Fortsätze (Synapsen) miteinander verbunden und bilden sogenannte Neuronennetze. Diese verschalten das intellektuelle Vorderhirn (Großhirn) mit dem limbischen Gehirn, dem Zentrum der emotionalen Intelligenz, das sich im Inneren des Gehirns befindet, sowie mit allen anderen Gehirnteilen. Jeder Gedanke bildet auf diese Weise sein eigenes Netz, das wiederum mit dem Netz anderer Gedanken verwebt ist. Jede einzelne Gehirnzelle kann bis zu 10 000 Synapsen verschalten. Das Wort Apfel z. B. verbindet sich üblicherweise bei den meisten Menschen mit den Neuronen für rot, gelb, grün, Obst, Gemüse, Supermarkt, Geschmack, rund, lecker, frisch, runzlig, alt usw. Bei jedem ist es ein bisschen anders weil die eigenen Erfahrungen mit dem Thema „Apfel" diese Verschaltungen natürlich beeinflussen. Halten Sie mal kurz inne, und denken Sie für einen Moment an einen Apfel. Lassen Sie sich etwas Zeit dafür. Beobachten Sie, was Ihnen alles dazu einfällt und was geschieht. Läuft Ihnen das Wasser im Mund zusammen? Oder denken Sie eher an einen Wurm im faulen Apfel und empfinden dabei Ekel? Haben Sie Lust auf einen Apfel? Wo überall landen Sie mit ihren Gedanken, wenn sie eine Weile an „Apfel" denken? Die Nervenzellen verbinden sich auch mit den Neuronen der Augen, damit dieses Netzwerk Ihnen ein Bild vermittelt, wenn sie einen Apfel sehen. Mit den Tastzellen der Finger, damit Sie ihn fühlen können. Wissen Sie, wie es sich anhört, einen Apfel zu schälen? Auch Ihre Ohren sind mit verschaltet. Und was ist mit dem Geruchs- und Geschmacksinn? Natürlich ist auch dieser ins Netzwerk eingewebt. Welche früheren Situationen tauchen in Ihrer Erinnerung auf? Welche Gefühle tauchen dabei auf? Denn kein Gedanke bleibt ohne Emotion. Auch der Apfel nicht. Leckerer Apfelkuchen in Großmutters gemütlicher Küche und Gefühle von Geborgenheit und Harmonie? Bratäpfel und Vanillesoße? Erste Liebe? Liebeskummer? Oder denken Sie an die Apfelstücke die ihre Mama abends vor dem Schlafengehen schälte? Sind es liebevolle Gedanken? Oder tauchen in diesem Zusammenhang womöglich plötzlich sogar Schuldgefühle auf? „Ich müsste mal wieder dringend bei meiner Mama anrufen?“ Sie sehen: Ein riesiges Netzwerk wurde aktiviert, nur weil Sie an einen Apfel gedacht haben. Vielleicht ist Ihnen tatsächlich das Wasser im Mund zusammengelaufen und ihr Magen-Darm-Trakt hat sich schon auf Verdauung eingerichtet. Die entsprechenden Enzyme wurden bereits aktiviert. So rasend schnell geht das! Und so funktioniert das Gehirn mit jedem Gedanken. Jedem Wort. Jeder Idee. Es gibt komplexe und weniger komplexe Netzwerke in unserem Gehirn. Aber alle können Stress auslösen, wenn bestimmte negativ wirkende Erinnerungen oder Emotionen eingebunden sind.

Emotionen entstehen unbewusst

Das limbische System ist eine Ansammlung komplizierter Strukturen in der Mitte des Gehirns, die den Hirnstamm wie einen Saum (lat.: Limbus) umgeben. Es gilt als der Teil des

Gehirns, das bei der Verarbeitung von Emotionen und beim Triebverhalten eine wesentliche Rolle spielt. Alles was wir erleben, wird in einem Teil dieses Systems, in den paarig vorkommenden Mandelkernen (Amygdala) gespeichert. Die meisten unserer Erinnerungen sind unbewusst, stehen uns also zur bewussten Verarbeitung nicht zur Verfügung. Hier, im limbischen Gehirn, entsteht die Art und Weise, wie wir unsere Realität wahrnehmen, wie wir eine Situation emotional bewerten. Schon bevor das intellektuell bewusst arbeitende Großhirn einen Gedanken zu fassen vermag, hat das unbewusste limbische System eine Situation bereits eingeschätzt und meist schon aufgrund früherer Erfahrungen entschieden, welche Emotionen und Gefühle dies auslösen soll. Das limbische Gehirn verbindet die Informationen, die von außen kommen, also alles, was in unserer Realität gerade geschieht, mit den bereits gespeicherten Situationen und den damaligen Emotionen, um sofort die entsprechenden Hormone und Enzyme freizusetzen. Hierzu steht das limbische System in direktem Kontakt mit Hirnteilen, in denen Informationen über das innere Körperbefinden verarbeitet werden. Dort wird alles, was das seelische Befinden regelt überwacht, ebenso auch ein Großteil der Körperfunktionen. Die Herzfunktion, der Blutdruck, die Hormone, das Verdauungs- und das Immunsystem. Die ausgeschütteten Hormone und Enzyme erzeugen in Sekundenbruchteilen die Emotionen, die das Unterbewusstsein aufgrund der früheren Erfahrungen für notwendig erkannt hat. Hier, an dieser Stelle wird auch die Stressreaktion des Körpers ausgelöst. Hier an dieser Stelle entscheidet es sich, wie wir ganz subjektiv das, was mit uns geschieht, was um uns herum stattfindet, wahrnehmen. Hier entscheidet sich was wir fühlen und wie wir handeln. Wird also zum Beispiel die Kette von Hormonen ausgeschüttet, die den Kampf- und Fluchtreflex des vegetativen Nervensystems auslöst, fühlen wir Gefahr, Angst oder Wut. Aufgrund der entstandenen Emotion schätzen wir die aktuelle Situation dann ein. Und entsprechend handeln wir dann auch.

Erschreckend ist, dass lediglich 5 % unserer tagtäglichen Entscheidungen und Tätigkeiten nach neuesten Forschungsergebnissen willentlich von unserem Bewusstsein gesteuert werden. Die verbleibenden 95 % werden von unserem Unterbewusstsein aufgrund der abgespeicherten Ereignisse beeinflusst, wie zuvor beschrieben. Sobald die entsprechenden Botenstoffe freigesetzt sind, fühlen wir die entsprechende Emotion. Unser Verhalten und unsere Reaktionen werden danach ausgerichtet. Dies geschieht in Bruchteilen von Sekunden. Bei Gefahr werden entsprechende chemische Stoffe ausgeschüttet, so bereiten die Neurone den Körper auf schnelles Handeln vor. Negative Erlebnisse, Prägungen oder Traumen aus der frühesten Kindheit kontrollieren so unser Empfinden und Verhalten oft noch Jahrzehnte später, denn der Faktor Zeit ist im Unterbewusstsein unwichtig. Ein und dieselbe Situation kann daher von verschiedenen Menschen unterschiedlich wahrgenommen werden. Was bei einer Person Angst auslöst, tut es bei der anderen nicht, weil es eben von Erfahrungen abhängt, wie das Gehirn reagiert. Die Wahrnehmung der Realität ist von Mensch zu Mensch unterschiedlich! Wenn Situationen sich wiederholen, verschalten sich Neuronen immer mehr miteinander, es entsteht eine sogenannte Bahnung. Die Botenstoffe werden dann noch schneller ausgeschüttet. Einmal Erlebtes wird beim nächsten Mal schneller und einfacher wieder erlebt.

Ist eine Depression erst einmal gebahnt, lässt sie sich später viel leichter wieder aktivieren. Ist eine Angst gebahnt, entsteht sie mit jedem Mal schneller. Sind Süßigkeiten oft mit getröstet werden verbunden, verschalten sich diese Neuronen. Bei Traurigkeit oder Schmerz „schreien" künftig sofort auch die Neuronen für Schokolade mit auf. Wenn Liebe immer mit dem Gedanken an Sorgen und Kummer verbunden ist, ist es kein Wunder, dass sogar diese so schöne Emotion bedrohlich wird und sich beklemmend anfühlen kann. Bestimmte Teile des Gehirns können dabei nicht unterscheiden ob eine Situation tatsächlich real erlebt wird, oder ob sie nur erzählt wird. Erzählt man also eine traumatische Geschichte immer wieder, wird die Bahnung dabei immer stärker. Das Veränderungspotenzial des Gehirns ist immens. Ständig können sich neue Verschaltungen bilden. Zum Glück ist es mittels Kinesiologie und einiger anderer, ähnlicher Techniken wie EFT (Emotional-Freedom-Technics, Klopfakupunktur), oder EMDR (Eye-Movement-Desensitization-and-Reprocessing) möglich, solche Verschaltungen zu entkoppeln. Sobald Neuronennetzwerke nicht mehr zusammen „feuern", lösen sich Verschaltungen auch wieder auf.

Wie negative Emotionen krankmachen

Nicht die Realität macht uns krank, sondern wie wir diese Realität wahrnehmen. Neueste Forschungen aus Epigenetik und Quantenphysik belegen jedoch noch weit mehr. Nämlich dass jede einzelne Situation nicht nur im Gehirn die zuvor beschriebenen Vorgänge auslöst, sondern auch in jeder einzelnen Körperzelle zu Veränderungen führt. „Gedanken, Gefühle,

Worte und Umweltfaktoren lösen biochemische Reaktionen in den 100 000 verschiedenen Proteinen der Zellen aus und verändern dabei sogar Gene." *(Aus: Intelligente Zellen, Bruce Lipton).* Lipton entdeckte, dass nicht die DNA entscheidet, wie die Zelle sich verhält, sondern dass die DNA von Regulatorproteinen gesteuert wird, welche sich wiederum nach Signalen aus der Umwelt richten. Allerdings nicht nach objektiven Signalen, sondern gemäß der Interpretation dieser Signale durch den jeweiligen Menschen! Die DNA wird durch Emotionen beeinflusst. Diese Interpretation geschieht nicht bewusst, sondern wie im vorgehenden Kapitel beschrieben, aufgrund der im limbischen Gehirn gespeicherten Erinnerungen.

Das heißt, kommt ein Mensch in eine bestimmte Situation, die bei ihm etwa Angst auslöst, reagieren die Regulatorproteine der Zellen sofort. Die DNA wird von den Regulatorproteinen entsprechend dem Gefühl Angst „abgelesen" und so kann die gesamte Körperchemie blitzschnell auf die Situation reagieren. Je nachdem wie der Mensch die Umwelt interpretiert oder wahrnimmt, wie er also „fühlt", werden die Gene jedoch unterschiedlich abgelesen und jeweils andere Botenstoffe ausgeschüttet! So kontrollieren also nicht die Gene unseren Körper, sondern unsere Gefühle kontrollieren die Regulatorproteine, diese lesen die Gene unterschiedlich aus und so steuern letztlich unsere Emotionen unsere Gene und unseren Körper! Beispielsweise wirken Gefühle von Liebe, Dankbarkeit, Mitgefühl und Wertschätzung entspannend auf unsere Gene. In einem solchen Feld wird die DNA länger und fängt an sich auseinander zu drehen. Dadurch wird sie leichter ablesbar (für die Regulatorproteine) und die Selbstheilungskräfte sind aktiviert.

Gefühle von Frust, Stress und Ärger führen hingegen dazu, dass die Genstränge sich stärker verdrehen und die Windungen eng aneinander gepresst sind. So lässt sich die DNA nur noch schlecht oder fehlerhaft ablesen. Chemische Abläufe innerhalb des Zellstoffwechsels können so unter Umständen nicht mehr korrekt ablaufen und notwendige Reparaturen nicht mehr stattfinden, weil die Regulatorproteine ja nicht mehr alles „auslesen" können. Auf diese Weise machen uns negative Emotionen auf Dauer krank.

Emotionen sind in der Regel dann negativ, wenn dabei der Sympathikus, also der Kampf- und Fluchtnerv aktiviert ist. *(Siehe Seite 39)* Beim Gefühl von Liebe oder Dankbarkeit ist dies nicht der Fall, bei der Emotion Neid oder Hass allerdings schon. Positiv empfinden wir Emotionen dann, wenn wir dabei in einem ruhigen, entspannten Zustand bleiben können. Gefühle entstehen durch Ereignisse und durch Gedanken. Indem wir uns unserer Gedanken bewusster werden, ist es möglich auf die Gefühle Einfluss zu nehmen. Negative Gedanken bewirken negative Emotionen. Positive Gedanken wie Dankbarkeit (und jeder Mensch hat etwas, um das er dankbar sein kann!) führen sofort zu einem positiven Gefühl. Fühlen wir uns schlecht sollten wir schleunigst darüber nachdenken was wir gerade denken und es ändern!

Eine US-Studie bewies, dass Stress zu Veränderungen in der Genaktivität führte, sodass in der Folge bestimmte Immunzellen weniger stark auf das körpereigene Hormon Kortisol reagierten, welches normalerweise die Immunreaktion dämpft und damit entzündliche Prozesse verringert. Die Zellen reagierten sogar empfindlicher auf Signale, die eine Entzündung begünstigen. Dabei war aber der Kortisolspiegel im Blut bei gestressten und nicht gestressten Menschen gleich hoch. Das heißt, das Signal die Entzündung zu stoppen (über das Kortisol), kann bei Stress die Zellen nicht mehr erreichen, weil Stress bestimmte Gene abschaltet, die das Kortisol verarbeiten bzw. erkennen könnten. Eine Forschergruppe um den Engländer Sheldon Cohen stellte fest, dass Schnupfenviren bei gestressten Personen deutlich häufiger zu einer Erkältung führten als bei unbelasteten Menschen. Möglich ist dies, durch Genschalter, sogenannten Promoter, die wie eine Art Schalter vor jedem Gen sitzen. An diese Genschalter können sich von außen kommende Signalstoffe anlagern. Je nachdem, welcher Signalstoff angelagert wurde, wird das nachfolgende Gen dann auf- oder abgedreht. Aufdrehen heißt, das Gen wird vermehrt abgelesen, sodass die Produktion des Stoffes (Proteine, Aminosäureketten) angeworfen wird, für den das Gen den Bauplan enthält. Abdrehen heißt, das Gen kann nicht mehr abgelesen werden, die Produktion des Stoffes, für den dieses abgeschaltete Gen den Bauplan enthält, kann nicht oder nur fehlerhaft stattfinden. Bei Stress setzen sich Stoffe auf die Promoter der Gene die Kortison verarbeiten könnten. (Mehr darüber in: *Das Gedächtnis unseres Körpers, Joachim Bauer).*

Gene können also unterschiedlich „gelesen" werden und je nachdem aktiv oder inaktiv geschaltet sein. Bruce Lipton berichtet, dass es sogar möglich ist, mittels der Veränderung der eigenen Wahrnehmung die DNA neu zu schreiben. So lässt sich erklären, warum manche Menschen zwar das Gen für eine bestimmte Krankheit in sich tragen, die Krankheit aber nie ausbricht. Weil das Gen nie aufgedreht wurde und so nie die Krankheit auslösen konnte. So könnten sich aber auch manche Spontan- oder sogenannte Wunderheilungen erklären lassen. Die Gene, die für eine Krankheit verantwortlich waren, wurden eben wieder abgedreht. Die Forschung steckt hier noch in den Kinderschuhen, aber es tauchen immer mehr Beweise und Studien auf, die Liptons Arbeit und die anderer Forscher bestätigen. Unsere Überzeugungsmuster und Emotionen haben auf jeden Fall großen Einfluss auf unsere Gesundheit. Dabei ist die Qualität der Emotion entscheidend. Furcht, Hass und Neid zerstört unseren inneren Frieden, sie machen uns unglücklich, unzufrieden, letztendlich krank. Gefühle wie Dankbarkeit, Güte oder Liebe machen uns glücklich und sorgen für Gesundheit. Indem wir unser Bewusstsein lenken, können wir mitentscheiden, wie die DNA gelesen wird und ob unser Stoffwechsel perfekt funktioniert. Indem die Wahrnehmung einer belastenden – krankmachenden - Situation ins Positive verändert wird, kann Heilung entstehen.

WASSER

Dass Emotionen so großen Einfluss auf uns und unsere Umwelt haben, beweist auf andere Weise auch Prof. Masuro Emoto aus Japan mit seinen Eiskristallbildern. Er zeigt mit seinen Fotografien, dass Gedanken und Worte die Struktur des Wassers verändern können. Positive Worte lassen beim Einfrieren ein gleichmäßiges Kristall entstehen und negative Worte oder Konflikte lassen die Wasserkristalle unförmig und hässlich aussehen. Wenn man bedenkt, dass der menschliche Körper zu etwa 70 % aus Wasser besteht, wird auch durch Emotos Arbeit verständlich, welch wichtiger Faktor unsere Gedanken und Gefühle für unseren Körper sind. Sämtliche Körperfunktionen sind außerdem auf eine ausreichende Wasserversorgung angewiesen. Fehlt Körperflüssigkeit, kann keine voll funktionsfähige Reizerzeugung und Reizweiterleitung an die Zellmembran erfolgen. Die Zellen können dann nicht untereinander kommunizieren. Dies wiederum macht verständlich, warum ein ausgeglichener Wasserhaushalt gerade beim kinesiologischen Muskeltest so immens wichtig ist, denn die Reizweiterleitung zum Muskel kann sonst nicht funktionieren. Vor jeder kinesiologischen Sitzung wird deshalb im Vortest geprüft, ob eine latente Dehydration vorliegt. Hierzu werden die Haare während des Muskeltests berührt. Ganz allgemein funktioniert die Kommunikation zwischen Gehirn und Körper mit ausreichend Wasser einfach besser. Übrigens: Bei Stress verbraucht der Körper mehr Wasser als im entspannten Zustand, deswegen ist es wichtig, vor Prüfungen und Herausforderungen genügend Wasser zu trinken. Reines Wasser ist durch nichts zu ersetzen, vor allem nicht durch Kaffee, Schwarztee, Alkohol, Milch oder Säfte. Am leichtesten kann der Körper Wasser aufnehmen, das Raumtemperatur hat.

Wenn Sie das Wasser anschauen,
schaut das Wasser auch Sie an.
Und nicht nur das - auch was Sie denken,
die Landschaft Ihres Herzens, Ihre Ausstrahlung,
all das nimmt das Wasser in sich auf.

Masaru Emoto - Die Antwort des Wassers Band I Seite 71

Das autonome Nervensystem

Autonomie bedeutet, dass dieser Teil des menschlichen Nervensystems im Gegensatz zum somatischen (bewussten) Nervensystem weitgehend der willkürlichen Kontrolle entzogen ist. Das autonome Nervensystem (auch vegetatives oder unbewusstes Nervensystem genannt) kontrolliert in Zusammenarbeit mit dem limbischen Gehirn lebenswichtige Funktionen wie Atmung, Verdauung oder Stoffwechsel. Auch Schweißdrüsen, Sexualorgane oder die inneren Augenmuskeln werden vom autonomen Nervensystem beeinflusst. Verallgemeinert kann man sagen, dass das autonome Nervensystem die glatte Muskulatur, das Herz und die Drüsen innerviert und dabei als Hauptaufgabe die Anpassung des inneren Milieus an besondere Umstände wie Flüssigkeitsaufnahme, Muskelarbeit, Belastung durch Hitze oder Kälte, Stress oder Notfallsituation hat. Um die Körpertemperatur von 37 Grad aufrecht zu erhalten, reagiert das Nervensystem auf Kälte beispielsweise mit Frieren oder auf Hitze mit Schwitzen.

Innerhalb des autonomen Nervensystems unterscheidet man zwischen Sympathikus (Kampf- und Fluchtnerv) und Parasympathikus (Vagus- oder Erholungsnerv). Diese beiden Systeme wirken antagonistisch, also als Gegenspieler. Es kann jeweils immer nur ein Teil aktiviert sein. Der Sympathikus regt den Körper an und ist für den Kampf- und Fluchtreflex zuständig, eine Wirkungskette, die bei Stress ausgelöst wird. Der Parasympathikus arbeitet gegenläufig, er wirkt beruhigend und wird deshalb auch als Erholungsnerv bezeichnet. Auf den Parasympathikus können entspannende Verfahren wie Yoga, Dehnungsübungen, Atemtherapie, Meditation, autogenes Training, bestimmte Berührungen oder auch beruhigende

Worte einwirken. Beginnt dieser nun mit seiner Entspannungsarbeit, kann der Sympathikus nicht mehr arbeiten, da ja immer nur einer der beiden aktiv sein kann. Die Stressreaktion lässt also nach, der Puls wird langsamer, der Blutdruck senkt sich, die Genstränge entspannen sich usw.

In der kinesiologischen Therapie wird genau dieser Effekt ausgenutzt. Das heißt, in einer Stresssituation, in der der Sympathikus aktiv ist, wird bewusst versucht, den Parasympathikus einzuschalten. Dies geschieht durch spezielle Reflexpunkte bzw. Reflexzonen, die das Nervensystem beeinflussen, aber auch durch bestimmte Berührungspunkte, die auf das Energiesystem wirken, und dafür sorgen, dass Blockaden abgebaut werden, und die Energie wieder fließen kann. So lernt der Körper, dass trotz aktiviertem Stressor, Entspannung möglich ist. Dies hat Einfluss auf die Erinnerung, die im emotionalen Gehirn gespeichert ist. War ein Thema bisher mit der Aktivierung des Sympathikus verbunden, ist es dies nach einer geglückten kinesiologischen Korrektur nicht mehr. Auf diese Weise wird die unbewusste Erinnerung im limbischen System verändert. Bei einer späteren Konfrontation mit dem Stressor wird die Stress-Reaktionskette nicht mehr aktiviert.

Ganz automatisch verändert sich anschließend die Einstellung zum stressenden Thema, wenn der Körper beim Gedanke daran, nicht mehr reagiert. Wenn Puls und Blutdruck nicht mehr ansteigen, die Hände nicht mehr feucht werden, das Herz nicht mehr bis zum Halse klopft und das Großhirn wieder klar denken kann. Die Wahrnehmung einer Situation verändert sich auf diese Weise ins Positive.

GESCHICHTE DER KINESIOLOGIE

Schon vor rund 2000 Jahren soll der griechische Arzt Hippokrates eine bestimmte Form des Muskeltestens verwendet haben, um neurologische Verletzungen an Soldaten zu untersuchen. Im 19. Jahrhundert wandten die französischen Neurologen Charcot und Babinsky Muskeltests an. 1964 griff der amerikanische Chiropraktiker Dr. George Goodheart dieses Wissen auf. Er gilt als der Begründer der Kinesiologie. Sein Testsystem nennt sich „Applied Kinesiology“ (angewandte Kinesiologie). Es wird erzählt, dass er durch seine Beschäftigung mit Anthropologie wusste, dass die Maya-Indianer eine einfache Methode des Muskeltestens verwendeten, um festzustellen, ob Wasser an einer bestimmten Stelle trinkbar war oder nicht. Er wiederholte diese Tests erfolgreich und stellte fest, dass die Stärke bestimmter Muskeln sich schlagartig ändert, wenn dem Patienten bestimmte Vitamine oder Stoffe auf die Zunge gegeben wurden. George Goodheart entdeckte außerdem neu, was die chinesische Medizin seit ewigen Zeiten weiß: dass nämlich ein Zusammenhang zwischen bestimmten Reflexzonen, Muskeln, Organen, den Meridianen, sowie körperlichen und seelischen Zuständen besteht. Wenn also ein Muskel schwach reagiert z. B. beim Einatmen von Nikotin oder beim Denken an ein unangenehmes Thema – so muss im Umkehrschluss ein Muskel, der von Anfang an schwach testet, durch irgendetwas geschwächt worden sein. Er entdeckte, auch, dass ein schwacher Muskel durch bestimmte Berührungen oder Massagen gestärkt werden kann.

Noch in den 70er Jahren wurde Dr. John F. Thie, der ebenfalls Chiropraktiker in den USA war, auf Dr. Goodheart aufmerksam und wurde dessen Schüler. Dr. Thie entwickelte das

Programm „Touch for Health“ (Gesund durch Berühren). Es ist heute das bekannteste Kinesiologiesystem und vorwiegend zur Selbsthilfe gedacht. Der Chiropraktiker Alan Beardall entwickelte den Muskeltest und das „Stärken“ von Muskeln weiter, um damit Krankheiten zu heilen. Er nannte sein System "Clinical Kinesiology". Die amerikanische Ärztin Louisa Williams erweiterte Beardells Methode zusammen mit Dr. Dietrich Klinghardt, einem Freiburger Arzt. Diese Kinesiologierichtung ist heute bekannt unter dem Namen "Neuralkinesiologie“

All diese Entwicklungen fanden in den letzten vierzig Jahren statt. Kinesiologie ist also eine sehr junge Heilmethode. Da es aufgrund des Tests mit dem Muskel möglich ist, praktisch alles abzufragen, was auf Erden möglich ist, gibt es mittlerweile die verschiedensten Richtungen, deren Herkunft sich nicht immer genau zuordnen lässt. Durch das offene System können sämtliche Erkenntnisse aus Medizin, Psychologie, Pädagogik, Ernährungswissenschaft, Gehirnforschung, Neurobiologie, Kommunikationswissenschaften und anderen Bereichen der Wissenschaft mit eingebaut werden, sofern der kinesiologisch arbeitende Therapeut sich damit auskennt. Ziel aller Kinesiologierichtungen ist es jedoch immer, den gestressten Menschen bzw. das blockierte Energiesystem wieder ins Gleichgewicht zu bringen.

DIE WICHTIGSTEN KINESIOLOGIERICHTUNGEN:

Touch-for Health: Wurde von John F. Thie entwickelt und ist das weltweit am meisten verbreitete Ursprungssystem. Touch for Health gilt als Grundlage der Kinesiologie-Ausbildung und eignet sich vorrangig zur Selbsthilfe. Dabei werden verschiedenste Muskeln getestet und im Falle einer Schwäche durch Korrekturen gestärkt.

Edu-Kinesiologie (Paul Dennison): Dieses System beschäftigt sich mit Lernblockaden und verwandten Themen (z. B. Hyperaktivität). Sehr bekannt, und auch in vielen Büchern beschrieben, sind Dennisons sogenannte Brain-Gym-Übungen. Diese Kinesiologierichtung wird vor allem zur Verbesserung der Lernfähigkeiten eingesetzt.

3 in 1 Concepts (Gordon Stokes, Whiteside): Dieses System beschäftigt sich mit psychischen Blockaden, negativen Glaubensmustern und ungelöstem emotionalen Stress ebenso wie die

Psychokinesiologie (Dr. Klinghardt) und die **Integrative Kinesiologie**, die sich als Zusammensetzung aus Kinesiologie und Gesprächstherapie nach Rogers versteht.

Health-Kinesiologie (Dr. Jimmy Scott): Dieses System integriert verschiedene Kinesiologierichtungen und wird vorwiegend von Heilpraktikern und Ärzten angewandt. Sie beschäftigt sich mit psychischen, physischen und umweltbedingten Stressoren. Hier geht es vorrangig um die Heilung von körperlichen oder seelischen Krankheiten.

Krankheit aus kinesiologischer Sicht

Alles was lebt bewegt sich. Nicht nur in Form von äußeren, sichtbaren Körperbewegungen, sondern auch unsichtbar im Inneren des Körpers. So fließt das Blut durch Blutgefäße. Die Lymphflüssigkeit bewegt sich durch Lymphgefäße und Lymphknoten. Nahrung wird durch den Magen-Darm-Trakt transportiert. Die Atemluft zirkuliert in den Atemwegen. Elektrische Impulse gelangen über die Nervenbahnen bis ins Gehirn. Selbst in den kleinsten Anteilen des Körpers – innerhalb der Zellen findet Bewegung in Form von Stoffwechsel statt. Krankheiten können immer dann entstehen, wenn Bewegung ins Stocken gerät. Wenn also Körperzellen oder Organe nicht mehr durchblutet werden, wenn die Nahrung nicht mehr verdaut wird, wenn die Lymphe keine Giftstoffe mehr abtransportieren kann. Wenn zu viele Säuren und Gifte im Körper gespeichert und nicht abgebaut werden. Warum jedoch geraten diese Bewegungen ins Stocken? Natürlich kann die Verdauung ins Stocken geraten wenn Ernährungsfehler gemacht werden, oder bei einer Verletzung können Nerven und Blutgefäße geschädigt werden, sodass hier der Fluss nicht mehr stattfinden kann wie zuvor. Aber weshalb entsteht manchmal trotz gesündester Ernährung und augenscheinlich bester Lebensweise Krankheit?

Die Antwort gibt das Energiemodell der traditionellen chinesischen Medizin (TCM). Dieses Energiemodell ist eine wichtige Grundlage, mit der die Kinesiologie arbeitet. Die TCM geht davon aus, dass in unsichtbaren feinstofflichen Energieleitbahnen – den sogenannten Meridianen, die Lebensenergie, das „Qi“, zirkuliert. Ungleichgewichte und Blockaden in diesem Energiesystem führen nach der chinesischen Lehre zu Krankheit oder Störungen, weil bestimmte Strukturen des Körpers nicht mit genügend Energie versorgt werden. Dies bedeutet also: bevor Zellen oder Organe nicht mehr durchblutet werden. Bevor die Nahrung nicht mehr richtig verdaut wird. Bevor das Lymphsystem ins Stocken gerät, hat etwas stattgefunden das den Energiefluss in den Meridianen blockierte. Erst die Blockade führte dann dazu, dass das Krankheitssymptom entstehen konnte. Krankheit hat ihre Ursache also in einem Ungleichgewicht bzw. einer Blockade im Energiesystem. Jedes Krankheitssymptom zeigt an, dass im Energiesystem eine Blockade sein muss. Doch nicht nur körperliche und seelische Krankheiten entstehen auf diese Art und Weise. Auch das Leben selbst ist in einer ständigen Veränderung. In ständiger Bewegung. Immer wenn Lebensbereiche festhängen, sich nicht entwickeln oder verändern lassen, ist vermutlich eine Energieblockade mit im Spiel. Wenn man also im Beruf nicht vorwärtskommt, obwohl alle Voraussetzungen gegeben sind. Wenn man immer wieder in unglückliche Beziehungen rutscht oder gleich gar keinen Partner findet. Wenn Kinder trotz vielen Lernens immer wieder schlechte Noten schreiben, oder trotz fleißigem Training begabte Fußballspieler einfach keinen Ball ins Tor schießen können.

„Leben Sie jeden Tag, als wäre es Ihr letzter. Eines Tages werden Sie damit recht behalten.“

Eckart von Hirschhausen

Wodurch entstehen Energieblockaden?

Blockaden können durch Verletzungen des Körpers entstehen: z. B. Brüche, Quetschungen, Stauchungen, Narben, Überanstrengung. Auch durch Ernährungsfehler, Alkohol, Rauchen, Medikamente, toxische Belastungen. Durch geobiologische Einflüsse, elektromagnetische Felder oder Strahlung, aber noch viel häufiger durch psychische Verletzungen und Sorgen. Also durch bewusst oder nicht bewusst wahrgenommene belastende Ereignisse wie zum Beispiel Schock, Schreck, Ängste, negative Emotionen. Durch behindernde Glaubenssätze, durch übernommene Verhaltensweisen und Muster aus dem Familiensystem. Durch Über- oder Unterforderung. Durch eine negativ geprägte Wahrnehmung. Manche Blockaden sind karmisch, aus früheren Leben mitgebracht und schon ab der Schwangerschaft vorhanden.

Alles, was eine Blockade im Energiesystem auslösen kann, wird in der Kinesiologie „Stressor" genannt. Diese Stressoren aktivieren den Sympathikus des autonomen Nervensystems und lösen die Stressreaktion des Körpers aus, die per Muskeltest wahrgenommen werden kann und die zu den zuvor beschriebenen Veränderungen auf Zellebene führen. Parallel zu den körperlichen Erscheinungen entstehen dann auch die Blockaden im Energiesystem. Diese Blockaden können jedoch deutlich länger bestehen bleiben, als die normale Stressreaktion andauert. Der Knochenbruch ist also längst verheilt. Die Trennung längst vorüber. Ein Vertrauensbruch längst verziehen und dennoch bestehen die Blockaden weiter. Manchmal ein Leben lang. So können sie im Laufe der Zeit zur Ursache von Krankheiten werden.

Das Energiesystem

Das unsichtbare Energiesystem des Menschen besteht aus Energiekanälen (Meridiane) innerhalb des Körpers, in denen die Energie fließt, vergleichbar mit dem Blut in den Blutgefäßen. Außerdem aus Energiewirbeln (Chakren) die die Aufgabe haben, Energien von außen aufzunehmen und über die Meridiane im Körper zu verteilen und aus Energiekörpern (Aura) um den Menschen herum.

Energiesystem - Die Meridiane

Blockaden stauen Energiebahnen. Diese werden in der chinesischen Medizin Meridiane genannt. In den Meridianen bewegt sich die Lebensenergie, das Qi, ähnlich wie in den Blutgefäßen das Blut fließt. Die Hauptmeridiane verlaufen knapp unter der Haut. Obwohl jeder Meridian einen Anfangs- und Endpunkt hat, gehören immer zwei zusammen, die einen sogenannten Yin-Yang-Kreislauf bilden. Wobei die Yin-Meridiane von den Gliedmaßen nach oben und auf der Vorderseite des Körpers verlaufen und die Yang-Meridiane abwärts an der Rückseite des Körpers ziehen. Während die traditionelle chinesische Medizin vor allem mit den zwölf Hauptmeridianen arbeitet, nutzt die Kinesiologie noch zwei übergeordnete Meridiane – das Gouverneurs- und das Zentralgefäß – sodass in der Kinesiologie 14 Meridiane eine wichtige Rolle spielen. Die Energiebahnen reagieren sehr empfindlich auf mechanische und elektrische Einflüsse. An speziellen Stellen, den sogenannten Akupunkturpunkten, können die Meridiane (und damit die Energie) mit Hilfe von Nadeln, Druck oder Wärme beeinflusst werden. Jeder Meridian ist einem Organsystem zugeordnet.

Die Meridiane beeinflussen jedoch nicht nur die namensgebenden Organe. Sie beeinflussen auch sämtliche Gewebe, die sich in ihrem Verlaufsgebiet befinden. „So hat z. B. der Dickdarmmeridian aufgrund seines Verlaufs nicht nur Einfluss auf den Dickdarm, sondern auch auf den Zeigefinger, das Handgelenk, den Ellbogen, das Schultergelenk, die Nase und verschiedenste Muskeln – und - was auf den Dickdarmmeridian Einfluss nimmt, wirkt unweigerlich auch auf den Partnermeridian, den Lungenmeridian ein". *(Aus: Dietmar Krämer, Neue Therapien mit Bachblüten)*. So führt Unterenergie bzw. eine Blockade in einem Meridian zu Überenergie beim zugehörenden Partnermeridian. Man kann sich das wie bei einem Fluss vorstellen der gestaut wird. Vor dem Staudamm ist Wasser in Fülle. Hinter dem Staudamm ist das Flussbett leer. In der chinesischen Medizin sind Krankheiten demzufolge auch der Fülle (z. B. Hitze, akute Schmerzen, Bluthochdruck, Entzündung) zugeordnet und andere der Leere (Frieren, Blässe, dumpfer Schmerz, viele chronische Erkrankungen). Lange Zeit konnte die Existenz dieser Energiebahnen nicht nachgewiesen werden und damit sahen viele Schulmediziner und Wissenschaftler die Idee der Energiebahnen als Humbug an. Die chinesischen Ärzte sind jedoch schon immer überzeugt davon, dass es nicht notwendig ist, energetische Prozesse sichtbar zu machen, um zu sehen, dass sie da sind. So kann man z. B. ja auch nicht sehen, wie sich magnetische Kräfte ausbreiten oder auf welchen Bahnen die Planeten kreisen und trotzdem gibt es diese Phänomene. Wissenschaftler der chinesischen Akademie der Wissenschaften entwickeln zurzeit jedoch ein hochempfindliches Instrument, mit dem sie die Existenz der Meridiane beweisen möchten. Die Meridiane scheinen in Form von Linien zu existieren, die eine Art von Licht ausstrahlen. Sie emittieren 2,5fach mehr Photonen als die Teile des Körpers in denen kein Meridian verläuft. Mit Hilfe von thermografischen Aufnahmen kann man den Verlauf der Meridiane inzwischen auch sichtbar machen. Auf den Meridianen ist auch der elektrische Widerstand niedriger als in umliegenden Regionen. Wenn man ein Spurenelement in den Bereich eines Meridians injiziert, kann man beobachten wie sich das Spurenelement entlang der Meridiane im Körper ausbreitet und sich langsam verteilt. Professor Li Dingzhon, ein chinesischer Hautexperte, beobachtete über 300 Fälle von Hautkrankheiten, bei denen sich die Krankheit entlang der Meridianlinien an der Hautoberfläche zeigte und ausbreitete. Sein Buch „Das Phänomen der Meridiane" ist bislang allerdings nur in Japan erschienen. Zweifellos ist es aber nur noch eine Frage der Zeit, bis die Schulmedizin die Existenz der Meridiane anerkennen muss, und sie nicht mehr als esoterischen Unfug belächeln kann.

Energiesystem - Yin und Yang

Die Meridiane werden in Yin und Yang unterteilt. Yin und

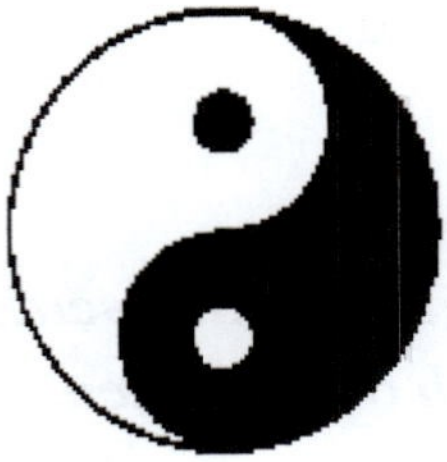

Yang ist die älteste Idee der chinesischen taoistischen Philosophie, die von dem Philosophen Laotse im vierten Jahrhundert vor Christus geprägt wurde. Tao ist keine Religion im eigentlichen Sinne, sondern eher eine Sammlung von Impulsen und Einsichten. Für Taoisten ist das Universum untrennbar mit dem einzelnen Menschen verbunden. Alles ist eins, alles ist verwandt.

Das weibliche Yin und das männliche Yang entstehen aus dem Ursprung, aus der Einheit und bringen dann ihrerseits die enorme Fülle des Sichtbaren und Unsichtbaren hervor. Das ganze Universum basiert auf Polarität. Nichts kann existieren, ohne das polare Kräftepaar Yin und Yang in sich zu tragen. In jedem Teil ist jedoch auch der Keim des jeweils anderen Teils schon beinhaltet. Die Vorstellung, dass in einem Gegenteil bereits der Ursprung des anderen liegt, kennen wir auch im Westen: *„Ohne Licht kein Schatten"* oder *„Jedes Ding hat zwei Seiten"*. Yin und Yang kann man sich gut wie die zwei Seiten einer Münze vorstellen. Keine Seite könnte ohne die andere existieren: Erde und Himmel. Unten und Oben. Tag und Nacht. Plus und Minus. Krieg und Frieden, Liebe und Hass, Dick und Dünn. Trockenheit und Feuchtigkeit. Mann und Frau, Sonne und Mond. Gebend und Nehmend. Heiß und Kalt. Zuviel und Zuwenig. Yin steht dabei für das weibliche passive Prinzip und Yang für das männliche aktive Prinzip. Um gesund zu sein, in Glück und Zufriedenheit zu leben, müssen sich Yin und Yang des Menschen im Gleichgewicht befinden. Yin ist dunkel, weiblich, passiv, Erde, Regen, Mond. Kühlend, befeuchtend, ernährend und beruhigend. Yang ist hell, männlich, aktiv, Himmel, Sonnenschein, Sonne. Erwärmend, bewegend, zurückhaltend und schützend.

Je größer die Vorderseite, umso mächtiger die Rückseite. Je stärker das Licht, umso stärker auch der Schatten.

William Spear

Frage:
Schau einen Stock an. Sein eines Ende ist Yin – das andere Ende ist Yang. Welches ist wichtiger?
Antwort: Der Stock selbst ist wichtig.

Yin und Yang sind dabei nicht als absolute Gegensätze zu verstehen (wie z. B. in der westlichen Vorstellung von gut und böse). So ist der Vater Yang, der Sohn seinem Vater gegenüber Yin, doch Sohn „Yin“ als Vater seinen eigenen Söhnen gegenüber wieder Yang. So kann zum Beispiel Temperatur in heiß (Yang) und kalt (Yin) unterteilt werden, und kalt seinerseits in mäßig kalt (Yang) und eiskalt (Yin).
Auch die Organe des Menschen sind diesen Prinzipien zugeordnet: Arbeitsorgane entsprechen dem aktiven Prinzip und werden Yang zugeordnet. Sie sind Hohlorgane und für Aufnahme, Umwandlung und Verarbeitung der Nahrung zuständig. (Gallenblase, Magen, Dünndarm, Dickdarm, Blase). Speicherorgane entsprechen eher dem passiven Prinzip und sind deshalb Yin zugeordnet. (Herz, Lunge, Milz, Leber, Nieren). Ihre Aufgabe liegt im Produzieren, Regulieren und Speichern. Zu jedem Yang-Organ gehört ein Yin-Organ. Beide ergänzen sich in ihrer Funktion und bilden zusammen ein Funktionspaar. (z. B. Galle-Leber, Blase-Niere, Dickdarm-Lunge).

Alle Dinge haben im Rücken das Weibliche und vor sich das Männliche.
Wenn Männliches und Weibliches sich verbinden, erlangen alle Dinge Einklang.
Laotse

Energiesystem - Die fünf Elemente

Zur chinesischen Philosophie gehört ebenfalls die Lehre von den fünf Elementen. Danach ist die gesamte belebte und unbelebte Natur nicht nur in Yin und Yang, sondern zusätzlich auch in fünf Elemente aufgeteilt. Und zwar in Feuer, Wasser, Erde, Metall und Holz. Es handelt sich dabei nicht um Elemente im Sinne von Bestandteilen, sondern um ordnende Kräfte, die auch Wandlungskräfte genannt werden. Diese wirken im gesamten Universum. Sie bilden die Aspekte eines dynamischen Ablaufes. Dieser wird meist in einem fünfgeteilten Kreis im Uhrzeigersinn dargestellt. Die Vorstellung dass organische Prozesse zyklisch, also in einer bestimmten Zeitabfolge ablaufen, bedeutet jedoch nicht, dass sich alles monoton wiederholt. Jeder neue Durchlauf des Prozesses verändert die Ausgangslage für den folgenden Durchlauf, verändert ihn also. So wie ein Frühjahr nicht wie das folgende ist, sondern sich um einen kompletten Jahreszeitenablauf verändert hat. Dabei kann das folgende Frühjahr positiv oder negativ verändert sein, abhängig von dem, was alles im Laufe der anderen Jahreszeiten geschehen ist. Alles was existiert, alles, was lebt, sich verändert oder bewegt ist diesem Kreislauf unterworfen und braucht die ordnenden Elementekräfte.

Aber auch alles scheinbar Unbelebte, ein Felsbrocken, Sand, Luft, oder all die Dinge, die wir auf andere Weise wahrnehmen können wie Gefühle, Ideen, Träume, Jahreszeiten, Farben, Gerüche oder Geschmäcke. Kurz, alles, was existiert unterliegt ständiger Wandlung, die in einem bestimmten Ablauf stattfindet. So verwittern Fels und Stein zu Sand und aus ehemaligen Wäldern entsteht nach langen Zeiten Kohle. Aus Ideen werden Taten. Aus Samen wird eine Pflanze. Die wechselnden

Phasen werden häufig an der Jahreszeitenfolge verdeutlicht: Wasser ist der ruhende Ausgangspunkt und wesentlicher Bestandteil jeder Dynamik, Wasser entspricht dem Winter. Hier ruht alles, sammelt Kraft. Holz folgt als vorbereitende Phase, Frühling. Die Saat bricht durch die Erde, Neuanfang. Feuer bildet den Höhepunkt der eigentlichen Aktion; es steht für den Sommer. Das Korn steht in vollen Ähren, alles ist erblüht. Der vorangegangene Frühlingsimpuls kann sich nun entfalten. Im Spätsommer ist alles reif. Es ist die Zeit der Ernte. Die Zeit des Elements „Erde". Es sind nicht mehr die Blüten, sondern die Äpfel, die in voller Pracht am Baum wachsen. Es hat sich eine Reifung vollzogen, ein Wandel. Der Erde folgt das Metall. Metall konzentriert und strukturiert das Geschehen. Die Spreu trennt sich vom Weizen. Die Blätter fallen von den Bäumen, die Ernte wird eingefahren. Es ist Herbst. Dem schließt sich wieder die Ruhephase, der Rückzug ins Innere (Wasser) an. Auch innerhalb des menschlichen Körpers finden diese fünf Wandlungsphasen statt. Meridiane und Organe, Muskeln, Gewebe und psychische Eigenschaften sind ebenfalls den Elementen zugeordnet. Die Art und Weise, wie diese Wandlungsvorgänge sich abspielen, die Gesetzmäßigkeiten, denen sie folgen, werden beschrieben durch den nachfolgend skizzierten Zyklus der Wandlungen. Dieser erklärt vor allem die Interaktionen unter den verschiedenen Elementen, deren Erzeugung (symbolisiert durch Pfeile im Uhrzeigersinn) und Zerstörung (dargestellt durch die Pfeile im Innern des Kreises).Um gesund zu sein, müssen die Elemente im Gleichgewicht sein. Keines darf dominieren, keines darf schwach sein, denn bestimmte Elemente können sich gegenseitig stärken oder schwächen.

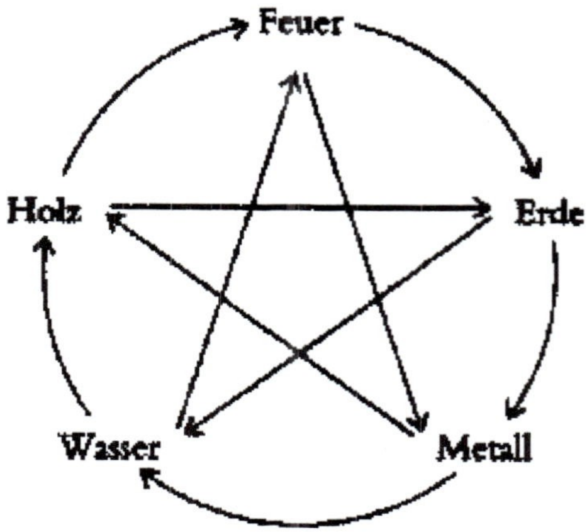

ZYKLUS DER ERZEUGUNG:

In diesem Zyklus nähren sich die Elemente. Etwa wie die Eltern ihr Kind. Holz nährt das Feuer. Die Asche des Feuers ernährt die Erde. In der Erde bilden sich Erze (Metalle), die das Wasser lebendig machen und nähren. Dieses wiederum lässt Pflanzen und Bäume wachsen und produziert somit Holz.

ZYKLUS DER SCHWÄCHUNG

Jedes Element entwickelt sich, indem es seinen Vorgänger im Erzeugungszyklus schwächt. (Das Element, das ernährt wird, schwächt den Ernährer). Feuer verbrennt Holz. Holz saugt Wasser auf. Wasser korrodiert Metall. Metall zieht Mineralien aus der Erde und Erde kann Feuer ersticken.

Kontrollzyklus

Jedes Element wirkt auch auf seinen Nach-Nachfolger ein. So löscht Wasser Feuer. Feuer kann Metall schmelzen. Metall (Axt) kann Holz spalten. Holz entzieht der Erde Nährstoffe, gleichzeitig halten die Wurzeln die Erde zusammen. Erde kann Wasser aufhalten – oder verschmutzen.

Schädigungszyklus

Die entgegengesetzte Relation (auf den Vor-Vorgänger) wird als schädigend, verletzend beschrieben. Wasser weicht Erde auf, Erde erstickt Holz, Holz macht Metall stumpf, Metall schluckt Hitze (Feuer), Feuer verdampft Wasser.

Energiesystem – Themen der fünf Elemente

Die folgende Auflistung ist nur kurz und beispielhaft. Über jedes einzelne Element könnte man ein eigenes Buch verfassen, so viele Zusammenhänge lassen sich zu jedem einzelnen Element finden. Eine ähnliche Betrachtungsweise findet sich auch im uralten, sogenannten senkrechten Denken der Astrologie. Das Wissen um die Elementelehre ist wichtig, weil die Meridiane diesen Elementen zugeordnet sind und damit auch den Wandlungsphasen unterliegen. Je nachdem wo also eine Energieblockade festzustellen ist, kann man entsprechende Schlüsse ziehen – und dann natürlich auch entsprechend handeln.

Holz (Galle-Leber-Meridian) kontrolliert das Element Erde und wird vom Metall beherrscht. Holz symbolisiert den Frühling. Es geht um das Bereitstellen potenzieller Energie. Um Wachstum und aufbrechende Aktivität. Um Zukunftsträume und Entschlusskraft. Im Frühling steigt der Saft in den Bäumen. Wie bei einem Kind das wächst und noch unreif ist. Wie die Sonne die am Morgen aufgeht und die Nacht beendet. Körperlich entsprechen dem Holz der Bewegungsdrang und die Kraftentfaltung der Muskulatur. Die Energierichtung des Holzes ist das Aufsteigen, so ist ihm als Emotion die „hochsteigende" Wut zugeordnet, aber auch die Kraft, die uns befähigt unser Leben in unserem Sinne zu verändern. Jeder Wutanfall schwächt die Leberenergie und bereitet dadurch Erkrankungen vor. Viele Gallenblasensteine sind darauf zurückzuführen. Die chinesische Medizin behauptet, dass Gelbsucht sogar durch wiederholte Wutausbrüche ausgelöst werden könne und sie führt auch manche Schlaganfälle auf die „Holzwut" zurück.

Typische Krankheitsmuster bei Blockaden im Holzelement sind: Krämpfe, Muskelverspannungen, Nervenschmerzen, wandernde Schmerzen, Schwellungen, Gleichgewichts- und Kreislaufstörungen, periphere Nervenstörungen und Koordinationsstörungen. Schmerzen in der Leiste, Unterbauch, Ohren, Augen, unter den Rippen, bitterer Mundgeschmack, unregelmäßige, schmerzhafte Menstruation. Auf psychischer Ebene können Blockaden zu Angst vor Verpflichtungen führen, oder es fällt schwer, eine eigene Meinung zu bilden. Ein geschwächtes Holzelement braucht saures und vor allem körperliche Bewegung, um den Energiefluss wiederherzustellen.

FEUER (Dreifacher Erwärmer/Kreislauf-Sexus- und Dünndarm/Herz-Meridian) Das Element Feuer kontrolliert Metall und wird vom Wasser beherrscht. Feuer symbolisiert den heranwachsenden Jugendlichen. Es geht um Reifung und die Entwicklung der Persönlichkeit. Feuer, Wärme, Bewegung und Aktion. Es ist Frühsommer. Die Sonne steht am Zenit. Die Blumen blühen. Alles wächst von selbst. Es ist nicht die Zeit des Handelns, sondern die Zeit des Seins. Hier entwickelt sich die Basis für Lebensfreude und geistige Entwicklung. Das Herz lässt das Blut zirkulieren. Ein gut durchbluteter Körper ist warm. Das Feuer ist das kraftvollste aller Elemente. Die Farbe Rot ist dem Feuer zugeordnet. Das Herz steht für die Klarheit des Bewusstseins und die Lebensfreude, die Begeisterungsfähigkeit, für die Liebe und für die Erotik. Die Emotion, die dem Feuer zugeordnet wird, ist die Freude.

Typische Krankheitsmuster bei Blockaden im Feuerelement: Herz- und Gefäßerkrankungen, Störungen in Denken, Sprache, Ausdruck, Schizophrenie, Psychosen, Schlafstörungen, unregelmäßiger Herzschlag, Ruhelosigkeit, Schmerzen in der Brust. Ein übermäßiges Ausleben von Gefühlen zehrt an den Energien des Feuerelements und führt auf Dauer zu deren Erschöpfung. Zu einem Übermaß an Emotionen werden auch der akute Schreck und die krankhafte Schreckhaftigkeit gerechnet, die somit zum Element Feuer und nicht, wie die chronische Angst, zum Element Wasser gehören. Ein Mangel an Energie im Element Feuer bewirkt einen Mangel an Freude, die Folge ist eine Depression. Diese unterscheidet sich jedoch von der dem Element Metall zugeordneten Traurigkeit, die einen eher melancholischen Charakter trägt und auch beschrieben wird als ein Gefühl, das man bei einer Trennung empfindet. Die "Herzdepression" dagegen beruht auf einem Fehlen an Lebensfreude.

Erde (Magen-/Milz-Pankreas-Meridiane) Das Element Erde kontrolliert Wasser und wird vom Holz beherrscht. Erde symbolisiert den Erwachsenen. Ideen werden umgesetzt, Grundlagen für das Leben geschaffen, Vernunft, praktische Erfahrungen, innere und äußere Stabilität. Es ist Spätsommer. Nachmittag. Die schwer mit Früchten behangenen Obstbäume und die Getreidefelder sind erntereif. Die Energiequalität der Erde ist das Sammeln und Ausgleichen. Umwandlung und Reifung. Die Erde nimmt alles auf, was stirbt und bewahrt die Endprodukte aller Substanzen. Der Zweck einer Arbeit ist erreicht.
Typische Krankheitsmuster bei Blockaden im Erdelement: Störungen der Lymphzirkulation, Flüssigkeitsverteilung, Venenprobleme, Muskelerkrankungen, Verdauungsbeschwerden, Blähungen, Blähbauch, kein oder zu viel Appetit, Hämorrhoiden, blaue Flecken, Magen-Darm-Beschwerden. Blockaden im Erdelement können auch Schwierigkeiten mit Finanzen und Ressourcen anzeigen. Zuviel Nachdenken und Grübeln hat Einfluss auf das Element Erde. Sorgen schaden Milz und Magen. Magengeschwüre sind oft auf Sorgen zurückzuführen. Bei Sorgen kommt es nicht nur auf die tatsächlichen Sorgen an, sondern auf die individuelle Wahrnehmung. Viele Leute neigen dazu, sich über alles Sorgen zu machen. Sie haben Mühe, aus diesem krankmachenden Kreis herauszukommen: Einerseits schaden Sorgen der Milz, andererseits ist eine schwache Milz für Sorgen anfälliger.

Metall (Dickdarm/Lunge-Meridian): Das Element Metall kontrolliert Holz und wird vom Feuer beherrscht. Metall entspricht dem reifen Erwachsenen – dem Herbst. Es gilt Abschied, von der Leichtigkeit und Wärme des Sommers, zu nehmen. Die Pflanzen lassen Überflüssiges fallen, was nicht für die Überwinterung gebraucht wird und ziehen ihre Flüssigkeiten nach innen zurück. Nur noch die nackte Struktur bleibt bestehen. Eigene Bedürfnisse treten zurück. Soziale Tätigkeiten aber auch die Durchsetzungskraft steigt. Umkehrphase. In Verbindung mit dem Metall haben wir die Vorstellung von Kraft, Härte, Abwehr. Genau diese Vorstellung hat der Chinese von der Atemenergie, die aus der Lunge kommt und einen Teil der Abwehrenergie oder der Abwehrbereitschaft des Körpers ausmacht. Die Jahreszeit, in welcher gerade diese körpereigene Kraft am meisten angesprochen wird, ist der Herbst. Die Emotion des Abschieds, der Trauer geht einher, mit der Bewegungsrichtung nach innen.

Typische Krankheitsmuster bei Blockaden im Metallelement: Lungen- und Störungen der Atemwege, Allergien gegen Substanzen, die über die Luft aufgenommen werden, Störungen der Haut und der Schleimhäute. Flüssigkeitsverteilungsstörungen. Kurzatmigkeit, Bronchitis, Husten, Schleimansammlung, Krampfadern, Anfälligkeit für Erkältungskrankheiten, langsamer Heilungsprozess bei Hautverletzungen. Zum Element Metall gehört die Traurigkeit. Guido Fisch schreibt: "Traurigkeit schadet den Lungen." Dies dürfte wohl einer der wesentlichsten Faktoren bei Lungenerkrankungen sein. Die meisten Lungenkranken haben öfters Anfälle von Traurigkeit. "Umgekehrt bedingt schwache Lungenenergie meist Traurigkeit, und man kann oft bei den depressiven Zuständen eine deutliche Schwäche im Lungenmeridian feststellen."

WASSER (Blase/Niere-Meridian). Das Element Wasser kontrolliert Feuer und wird von der Erde beherrscht. Wasser steht für den alten Menschen. Für Weisheit, Ruhe, Furchtlosigkeit, Regeneration. Die entsprechende Jahreszeit ist der Winter. Es ist die Zeit der Kälte, in der alle Lebewesen zur Ruhe kommen, ihre Essenz im Inneren bewahren und speichern. Wasser steht für das Tiefe, Unbewusste. So wie ein Fluss die Kraft hat, ohne Anstrengung zum Meer zu fließen.

Typische Krankheitsmuster bei Blockaden im Wasserelement: Störungen des zentralen Nervensystems, Erkrankungen der Gelenke, Wirbelsäule, Knochen, Zähne, Störungen im Wachstum, Fruchtbarkeit, Schwangerschaft, Stoffwechsel, Schmerzen und Entzündungen in Lendenwirbel-, Kreuzbein- und Steißbeinbereich, Hörschwäche, Tinnitus, Schmerzen in den Hüften, Knien, Fußgelenke, Unfruchtbarkeit, Impotenz, Haarausfall, lockere Zähne. Zum Element Wasser gehört die Angst. Die Angst schadet den Nieren. Viele Menschen sind aber auch ängstlich, weil ihre Nierenenergie schwach ist.

„Die Fünf Wandlungsphasen-Elemente sind Wasser, Feuer, Holz, Metall und Erde. Wasser befeuchtet nach unten, Feuer schlägt nach oben, Holz kann gebogen und gerade gerichtet werden, Metall kann geformt werden und erhärten, die Erde erlaubt das Säen, Wachsen und Ernten. Was durchtränkt und absteigt (Wasser) ist salzig, was emporschlägt (Feuer) ist bitter, was gebogen und gerade gerichtet werden kann (Holz) ist sauer, was geformt werden und erhärten kann (Metall) ist scharf, was das Säen, Wachsen und Ernten erlaubt (Erde), ist süß."

Shang Shu

ZUORDNUNGEN DER MERIDIANE

Meridian		Element	Emotion
Lunge	Yin	Metall	Trauer, chronischer Kummer, Demut, Hochmut, Toleranz und Intoleranz,
Dickdarm	Yang	Metall	Dogmatismus, Schuld, Selbstwert
Milz	Yin	Erde	Sorge, Zuversicht, Sicherheit
Magen	Yang	Erde	Entbehrung, Ekel, Zufriedenheit, Ruhe, Gier, Angst
Herz	Yin	Feuer	Ärger, Liebe, Vergebung, plötzlicher Schock
Dünndarm	Yang	Feuer	Freude, Traurigkeit, sich einsam fühlen, Kummer
Niere	Yin	Wasser	Angst, Ruhe, sexuelle Sicherheit bzw. Unsicherheit
Blase	Yang	Wasser	Ruhelosigkeit, Angst, sich schämen, Frustration, Frieden, Harmonie
Leber	Yin	Holz	Wut, Glücklich sein, Frohmut
Gallenblase	Yang	Holz	Wut, Zorn, Jähzorn, Vergebung
Perikard	Yin	Feuer	Freude, Angst vor Freude, Eifersucht, Großzügigkeit
3facher Erwärmer	Yang	Feuer	Depression, Hoffnung, Leichtigkeit

Energiesystem – Die Chakren

Die Chakren gehören auch zum Energiesystem des Menschen. Dieses Wissen hat seinen Ursprung in den Vedischen Schriften. Es wurde auf unterschiedliche Weise bewahrt und weitergegeben, abhängig von den jeweiligen religiösen und kulturellen Hintergründen der Völker. Mit Chakra (Sanskrit, wörtliche Übersetzung: Rad, Kreis) wird die Verbindungsstelle zwischen Körper und der Aura des Menschen bezeichnet. Alte indische und tibetische Texte sprechen von 72.000 bis 350.000 solcher Energiezentren. Hinweise auf Chakren gibt es auch bei den Hopi Indianern und den Inkas. Sieben Chakren werden als Hauptenergiezentren angesehen und befinden sich entlang der Wirbelsäule in der senkrechten Mittelachse des Körpers. Man kann sie sich als Energiewirbel, trichterförmig, mehrere Zentimeter über die Körperoberfläche hinausragend, vorstellen. Das erste Chakra, das Wurzelchakra, befindet sich am Damm. Das zweite Chakra, das Sakralchakra, befindet sich etwa eine Handbreit unter dem Bauchnabel, das dritte Chakra, der Solarplexus, liegt direkt über dem Sonnengeflecht etwas in Höhe des Magens. Hier befindet sich auch eine wichtige Stelle des Nervensystems. Das vierte Chakra ist das Herzchakra; es liegt in Höhe des Herzens. Das Fünfte ist das Halschakra und das Sechste das Stirnchakra, welches sich zwischen den Augenbrauen befindet. Einige Zentimeter über dem Scheitelpunkt des Kopfes sitzt das Kronenchakra. Die Öffnungen der Chakren befinden sich jeweils an der Vorder- und an der Rückseite des Körpers mit Ausnahme des Wurzel- und des Kronenchakra, welche nach unten bzw. oben geöffnet sind. Die Chakren empfangen verschiedenste Energiefrequenzen aus der Umgebung, verarbeiten diese und verteilen sie in die verschiedenen Ebenen unseres Energiekörpers, der sogenannten Aura. Jedes Chakra schwingt in einer entsprechenden Frequenz und steht in Verbindung zu bestimmten Organen.

Die unteren Chakren, deren Energien langsamer schwingen, stehen mit den Grundbedürfnissen und Emotionen des Menschen in Verbindung. Die feineren Energien der oberen Chakren entsprechen den höheren intellektuellen oder spirituellen Entwicklungen des Menschen. Jedes Chakra steht für einen bestimmten Lebensbereich. Wenn alle Chakren gleichmäßig arbeiten, fühlen wir uns gesund und zufrieden. Hierbei ist es wichtig, dass die Chakren in einem harmonischen Schwingungsverhältnis zueinanderstehen. Schon die Fehlfunktion eines Chakra ist ausreichend um den ganzen Menschen disharmonisch werden zu lassen. Chakren können ähnlich wie die Meridiane auch blockiert sein. Die Folge ist, dass dann ein ganzer Bereich unseres Energiesystems an einer Unterversorgung leidet, weil Energien, die aus höheren Ebenen stammen, nicht optimal umgewandelt werden können. Sowohl traumatische Erlebnisse, Stress als auch Elektrosmog oder destruktive Menschen können die Chakren fehlausrichten, selten sogar ganz verschließen. Bei der Arbeit mit den Energiezentren werden diese wieder auf ihre eigentliche Schwingung und Aufgabe ausgerichtet. Jedem Chakra ist also eine bestimmte Schicht der Aura zugeordnet. Es geht demnach hier nicht nur um Kräfte die innerhalb oder nahe dem Körper wirken, wie bei den Meridianen, sondern hier ist nun die Verbindung nach außen, zu unserer Aura, zu den Menschen um uns, zu allem, was ist und uns umgibt. Diese Verbindung wird über unsichtbare Kanäle hergestellt. Von der Beschaffenheit dieser Kanäle hängt es ab, wie viel Lebensenergie in unseren Körper fließen kann und was wir „ausstrahlen“, denn die Chakren funktionieren auch als Sender. Dies ist abhängig vom Entwicklungs- und Bewusstseinszustand des Menschen. Je mehr Energie in uns fließt, umso frischer und lebendiger fühlen wir uns. Die einzelnen Chakren entwickeln sich vom ersten bis zum siebten nacheinander, was aber nicht heißt, dass höhere Chakren bei einem jungen Menschen nicht entwickelt sein können. Es kommen immer mehr Kinder mit hohen Bewusstseinszuständen zur Welt. Aber auch deren schon hoch entwickelte Chakren machen in einer bestimmten Lebensphase dann nochmals eine weitere Entwicklung durch. Grundlegend sind das Wurzel- und das Scheitelchakra, da sie in direktem Zusammenhang mit dem größten Energiekanal unseres Körpers stehen. Sie sind Beginn und Ende der sogenannte Pranaröhre.

Energiesystem – Die Aura

Die Chakren sind also die Verbindungsstellen des Energiesystems des Menschen nach außen. Sie verbinden uns mit einem feinstofflichen Energiefeld, der sogenannten Aura, die uns direkt umgibt. Die Aura ist unser persönliches morphisches Feld. *(Siehe auch ab Seite 99 – Seelenfelder, morphische Felder).* Die Aura besteht aus verschiedenen Schichten, die jeweils unterschiedlich schwingen. Diese Schichten entsprechen der Schwingung und den Themen der entsprechenden, sie bildenden Chakren. Die Auraschicht, die dem physischen Körper am nächsten ist, schwingt in der niedrigsten Frequenz. Astral- oder Mentalkörper besitzen höhere Frequenzen und im Kausalkörper liegt die höchste Schwingungszahl. Je nach Entwicklungsstand des Menschen erhöhen sich die Schwingungen während des Lebens. Aurasichtige können in der Aura Spuren vergangener Leben sehen und Bindungen von Menschen. Diese werden durch Energiebänder geschlossen. Je stärker eine Beziehung zwischen zwei Menschen ist, desto mehr und dichtere Bänder bestehen zwischen ihnen. Zerbrechen die Beziehungen, zerbrechen auch die Bänder. Auf höheren Ebenen bleiben die Bänder jedoch oft bestehen, was zu Anhaftungen führen kann. Die Chakren haben auch eine wichtige Aufgabe für den Energiefluss in den Meridianen – bestimmte Chakren sind bestimmten Meridianen zugeordnet. Blockaden in Meridianen können Ursprung in einer Chakra-Blockade haben.

Themen der sieben Hauptchakren

1. Wurzelchakra:

Das Wurzelchakra befindet sich am Damm, ist nach unten gerichtet und verbindet den Menschen energetisch mit der Erde. In den ersten sieben Jahren seines Lebens, ist das Kind mit dem Ankommen auf der Erde beschäftigt. Während das Kind sich „verankert“ und eine gute Verbindung zur Erde herstellt, wird die bei der Geburt noch starke geistige Verbindung des Kronenchakras (7. Chakra) ausgeglichen. Im Wurzelchakra entwickelt sich die sogenannte „Erdung“. „Mit beiden Beinen auf der Erde stehen“. Erdenergie kann aufgenommen werden. Die Beziehung zur Mutter spielt eine große Rolle. Themenbereiche des Wurzelchakras sind die Bedürfnisse des Lebens und des Überlebens. Es geht um Urvertrauen und Sicherheit. Um die Beziehung zu Beruf und Geldverdienen, dem Zuhause. Um Stabilität, Lebenswille, Lebenskraft, Selbsterhaltungstrieb,

Ausdauer, Durchhaltevermögen. Um eine gute gesundheitliche Konstitution, um Verantwortungs- und Durchsetzungskraft. Blockaden entstehen oft durch Gewalterfahrung, Selbstzerstörung und vor allem durch Vertrauensverlust in der Kindheit.

Bei Störungen und Blockaden in diesem Chakra fehlt es an Antriebskraft. Da das Urvertrauen fehlt, hat der Mensch kein Vertrauen ins Leben. Es fehlt an Lebensenergie und Lebensfreude. Existenzängste, Phobien oder Depressionen können auftauchen. Körperlich entstehen Darmprobleme - Verstopfung oder Durchfall. Rückenschmerzen, Hexenschuss, instabile Knochen, schlechte Zähne, Nierenerkrankungen. Krampfadern, allergische Beschwerden.

Das Wurzelchakra wird gestärkt durch frische Luft, Sport und Bewegung. Fußmassagen, die Farbe Rot, (rote Kleidung, rotes Essen, rote Gegenstände), Vokal U, rhythmische Musik und Tanzen, Barfußlaufen, Natur erleben. Vor allem die Abendsonne ist wohltuend.

2. Hara, Sakralchakra

Das Sakralchakra oder auch Hara, ist das zweite Chakra und befindet sich etwa eine Handbreit unterhalb des Bauchnabels. Dieses Chakra entwickelt sich vom 8. bis zum 14. Lebensjahr. Das Kind schafft sein eigenes Energiefeld, löst sich vom Energiefeld der Mutter, wird zum Individuum. Das Hara steht für die ursprüngliche Lebenslust, ist der Sitz ursprünglicher Emotionen, sexueller Energie und schöpferischer Kraft. Hier entsteht der individuelle Ausdruck eines Menschen, Selbstbewusstsein, Begeisterungsfähigkeit, Ausgeglichenheit und Kreativität. Lust am Leben. Hier ist der Sitz der Sinnlichkeit, Fortpflanzungsfähigkeit und der erfüllten Sexualität.

Eine disharmonische Funktion dieses Chakras hat den Ursprung oft in der Pubertät. Blockaden können aber auch durch Anhaftungen vergangener Sexualpartner entstehen. Ist das Hara gestört oder blockiert, ist es schwer, gute positive (Paar) - Beziehungen aufzubauen. Es entsteht eine gefühlte seelische Kraftlosigkeit, Verlorenheit, Unfähigkeit das Leben zu genießen. Eifersucht und Schuldgefühle, Essstörungen, Vereinsamung und Rückzug. Suchtgefährdung und zwanghaftes Sexualverhalten.

Das Hara wird vor allem durch Wasser, Baden und Schwimmen aber auch durch Wassertrinken gestärkt. Vokal 0. Positiv wirken auch die Farbe Orange, Tanzen, Düfte und genussreiches Essen.

3. Nabelchakra, Solarplexus

Das Solarplexuschakra befindet sich etwas oberhalb des Nabels auf Höhe des Sonnengeflechts (Solarplexus). Das dritte Chakra wird vom 14 bis zum 21. Lebensjahr geprägt. In diesem Alter soll die Phantasie weiter entwickelt und ausgelebt werden. Im Solarplexus ist der Sitz unserer Persönlichkeit, der Einflussnahme und der Macht. Hier geht es um Harmonie mit uns selbst und mit der Umwelt. Es geht um die Entwicklung des Ichs und die Durchsetzungskraft. Der Solarplexus stellt ein Gleichgewicht zwischen Gefühl (Bauch) und Verstand her. Es geht um Stabilität, Selbstkontrolle, Durchsetzungsstärke, Verwirklichen von Zielen, Tatkraft, „in der inneren Mitte sein". Um intuitive Entscheidungen (aus dem Bauch heraus entscheiden). Darum ein gutes Bauchgefühl zu haben.

Blockaden können durch ungesunde Verbindungen mit anderen Menschen entstehen und äußern sich durch wenig Lebensenergie oder durch negativen Machtwillen mit Intrigen und Manipulationen. Mangelndes Selbstbewusstsein, Gefühlskälte, Gleichgültigkeit, Wutanfälle, Leistungsdenken, Sodbrennen, Erkrankungen von Leber, Milz und Gallenblase, Magenprobleme, Sodbrennen, Diabetes und Übergewicht. Seelisch kommt die Blockade durch Aggressivität, Überreizung, Unsicherheit, Schlafstörungen und Albträume zum Ausdruck.

Den Solarplexus stärkt tiefe Bauchatmung, Sonnenbäder, die Farbe Gelb, Feuer, Kerzenlicht und schöne Musik.

4. Herzchakra

Das Herzchakra ist das Zentrum der Zuneigung, Hingabe und Heilung. Das Herzchakra liegt auf der Höhe des Herzens und ist der Mittelpunkt des Chakrensystems. Ab dem 21. Lebensjahr reift das Herzchakra heran. Das „Wir-Gefühl" entsteht, ernsthafte Beziehungen werden eingegangen. Das Herzchakra ist Sitz der bedingungslosen Liebe, des Mitgefühls, Menschlichkeit, Geborgenheit, Toleranz und der Herzensgüte. Ein Mensch mit entwickeltem Herzchakra toleriert Menschen so, wie sie sind. Er erfasst ihr inneres Wesen und liebt, unabhängig davon, wie jemand sich oberflächlich gesehen verhält, kleidet, pflegt oder nicht pflegt. Man kann auch sich selbst, trotz Fehler und Schwächen annehmen und lieben. Blockaden können durch unverarbeitete Emotionen, nicht gelöste ungesunde Liebe, Selbstsabotage, Trauer oder innere Verluste entstehen.

Bei Blockaden und Störungen kommt es zu Lieblosigkeit, Verbitterung, Kontaktschwierigkeiten, Einsamkeit, Beziehungsprobleme, keine Liebe annehmen können oder mangelnde Abgrenzung. Angina Pectoris, hoher oder niederer Blutdruck, Asthma, häufige Erkältungen, Hauterkrankungen, Rheuma in Armen und Händen, Allergien.

Das Herzchakra wird gestärkt durch die Farbe Grün, grüne Wiesen, grüne Wälder, Pflanzen in der Wohnung. Streicheln oder Berühren anderer Menschen. Zuhören, wenn andere von ihren Schwierigkeiten erzählen. Sich selbst verwöhnen oder sich ein Geschenk machen.

5. Kehlchakra

Das Halschakra befindet sich auf der Höhe des Kehlkopfes. Es steht für die Wahrheitsfindung und die Kommunikation. Auch für kreativen Selbstausdruck und Selbstbestimmung. Ab dem 28. Lebensjahr gilt es besonders, dies zu integrieren und sich mit anderen auszutauschen. Seine Meinung kundzutun und auch andere Meinungen zu tolerieren. Man kann Schwäche und auch Stärke zeigen. Andere verstehen und sich verständlich machen. Es geht um: Ausdruck, Hören, Kommunikation, Wortbewusstsein, Inspiration, Wahrheit, mentale Kraft, Ausdruck der Kreativität, Musikalität, verbale und kreative Ausdrucksfähigkeit, Sprachgewandtheit, schöne Stimme. Blockaden können durch Selbstablehnung, Unterdrückung, Machtmissbrauch, Verlust der inneren Harmonie entstehen.

Bei Störungen und Blockaden fällt es schwer, Gefühle und Gedanken in Worte zu fassen. Es ist beängstigend seine eigene Meinung zu vertreten. Hemmungen, Schüchternheit, Misstrauen, kein Zugang zur inneren Stimme. Körperliche Symptome bei einem blockierten Halschakra können Schilddrüsenerkrankungen, Nackenschmerzen oder Sprachstörungen sein. Auch Halsentzündungen und Heiserkeit können durch ein blockiertes Kehlchakra entstehen.

Das Kehlchakra wird durch die Farbe Himmelblau gestärkt. Auch durch Stimmübungen, Singen, Fremdsprachen lernen und sich trauen eine eigene Meinung zu sagen.

6. Stirnchakra – das dritte Auge

Das Stirnchakra, das dritte Auge, befindet sich zwischen den Augenbrauen. Dieses Chakra beginnt ab dem 35. Lebensjahr mit seiner Entwicklung. Das Stirnchakra ist verantwortlich für die Durchsetzung der schöpferischen Ideen, Vorstellungskraft, Telepathie, Inspiration, Intuition, sechster Sinn, übersinnliche Wahrnehmung, Phantasie, logisches Denken und Konzentration, Weisheit, geistige Klarheit und Selbsterkenntnis.

Blockaden können durch Schwarze Magie, spirituelle Manipulationen, Selbstunterschätzung entstehen und führen zu Lernschwächen und Konzentrationsproblemen, fehlender Einsicht und Fantasielosigkeit. Unruhe, Albträume, Stress, Ängste, Kopfschmerzen, Ohrenleiden, chronischer Schnupfen, neurologische Störungen, Aberglauben, Stimmungstiefs, geistige Verwirrung, Ängste und Wahnvorstellungen.

Das dritte Auge wird durch die Beschäftigung mit philosophischen und religiösen Ideen gestärkt. Auch durch Meditieren, Märchen und Phantasiegeschichten.

7. Kronenchakra

Das Kronenchakra befindet sich oberhalb des Kopfes. Es ist nach oben geöffnet und verbindet uns mit dem Göttlichen. Das Kronenchakra stellt die Verbindung zum «Großen Ganzen», zum Universum und zum Seelenplan her. Man „weiß", dass Dinge wahr sind, ohne zu verstehen warum. Man macht sich keine Sorgen und versteht, dass alle Erfahrungen einen Sinn haben, egal wie schmerzhaft es manchmal sein kann. Man vertraut seiner inneren Führung. Das siebte Chakra und die Verbindung zur feinstofflichen Welt, wird ab dem 42. Lebensjahr entwickelt. Hier geht es um: Wissen, Spiritualität, Gottvertrauen, Erleuchtung, Religiosität, Vollendung, Selbstverwirklichung, tiefer innerer Frieden.

Blockaden entstehen durch Manipulation auf der Seelenebene, Selbstmordversuche, Unfälle im Kopfbereich und bewirken eine ungute Verhaftung in der materiellen Welt, Gefühl von Mangel, Leere und Unzufriedenheit, Weltschmerz, Dumpfheit, geistige Erschöpfung, Immunschwäche, Nervenleiden, Lähmungserscheinungen, Multiple Sklerose, Krebserkrank-jungen, Ein- und Durchschlafstörungen.

Dem Kronenchakra hilft der freie Blick auf einen weiten Horizont, etwa von einem Berggipfel herunter sowie weiße und violette Farben.

Innerhalb der Siebenjahresrhythmen gibt es jedes Jahr ein neues Hauptthema. Das heißt, im ersten Lebensjahr geht es tatsächlich nur um die Erdung. Um das erste Chakra. Im Zweiten kommt dann als Zusatzthema das Thema des zweiten Chakras hinzu, im Dritten die des dritten Chakras. Ist das

Kind im siebten Lebensjahr, beginnt das Hauptthema des zweiten Chakras, aber wieder mit dem Zusatzthema des Ersten. Nachdem das 49. Lebensjahr beendet wurde, beginnt der Kreislauf von vorn, aber auf einer höheren Ebene.

TEIL 2

KINESIOLOGIE IN DER PRAXIS

WELCHER THERAPEUT IST DER RICHTIGE?

Nicht jeder hat das Glück über Mund-zu-Mund-Propaganda von einem guten Kinesiologen zu erfahren. Falls Sie auf eigene Faust einen Behandler suchen, erkundigen Sie sich, mit welcher Kinesiologie-Richtung der von Ihnen ausgewählte Therapeut arbeitet und ob diese für ihr Thema geeignet ist. Fragen Sie nach seinen Qualifikationen, nach seiner Schule, nach seiner Ausbildung. Kinesiologe ist kein geschützter Begriff, es gibt keine Ausbildung im eigentlichen Sinne. Jeder kann sich so nennen. So wie auch die Berufe Lebensberater, Astrologe, Kartenleger oder Geistheiler keiner besonderen Erlaubnis bedürfen. Leider gibt es Menschen, die sich selbst überschätzen und meinen, nach einem Wochenendseminar, Kinesiologie zu beherrschen. Kinesiologie ist aber nichts, was man einfach so „machen" kann. Kinesiologie bedarf langer Übung, einer guten Ausbildung und der sensiblen Fähigkeit, die Veränderung des Muskeltonus zu erfühlen. Zudem verlangt Kinesiologie, dass der Behandler völlig frei von Annahmen und Vermutungen ist, wenn er in eine Sitzung mit einem Patienten geht. Er muss es also schaffen, sein Denken abzuschalten und sich ganz dem Prozess hinzugeben. Nichts zu denken ist aber unglaublich schwer! Wenn Sie sehen, dass in der Praxis z. B. auch Nahrungsergänzungsmittel oder Heilpilze angeboten werden, seien Sie vorsichtig. Für diesen Therapeuten könnte es schwer sein, völlig frei zu testen. Vermutlich wird er Ihnen im Bedarfsfall nach einer Sitzung, bei der etwa ein höherer Vitamin

C Bedarf ermittelt wurde, nicht die sinnvollere zusätzliche Orange austesten, sondern sein Vitamin-C Produkt, weil im Unterbewusstsein der Wunsch seine Produkte zu verkaufen eine Rolle spielen wird.

Vereinbaren Sie zunächst nur eine Sitzung und lassen Sie diese eine Weile auf sich wirken. Erkundigen Sie sich auch, mit welchen anderen Therapien die Kinesiologie kombiniert wird. Je größer dieses Spektrum ist, desto effektiver wird eine Behandlung sein. Sie können dann aus dem kompletten Wissen des Therapeuten schöpfen. Wählen sie einen Behandler, der ihren Bedarf abdeckt und dem Sie vertrauen! Die beste Ausbildung nützt Ihnen am Ende doch nichts, wenn Sie kein Vertrauen aufbauen können, weil der Therapeut Ihnen unsympathisch ist.

Ablauf einer Kinesiologie-Sitzung

Es hat sich bewährt, pro Sitzung etwa eine Stunde Zeit einzuplanen. Danach wird das Liegen meist unbequem und die Konzentration lässt merklich nach. Natürlich ergeben sich manchmal längere Sitzungen. Das sind aber seltene Ausnahmen. Bei Kindern kann es auch gut möglich sein, dass schon nach dreißig Minuten vom Energiesystem keine Erlaubnis mehr zum Weiterarbeiten gegeben wird oder das Kind ungeduldig wird, sodass es besser ist, an einem anderen Tag weiterzuarbeiten. Die Sitzung sollte immer mit einem Gespräch beginnen. Fragen nach dem Grund der Sitzung, nach Symptomen, nach vorausgegangenen Krankheiten und Operationen, nach Medikamenten, die genommen werden. Fragen zur Familiensituation, zum Beruf, zur Ernährung und so weiter.

Wichtig ist auch die Frage: Was soll sich denn durch die Sitzung verändern? Was ist das Ziel der Sitzung? Sehr sinnvoll ist es, wenn Sie sich schon zu Hause Gedanken gemacht haben, am besten eine Liste mit ihren Fragen und Themen angelegt haben.

Zur Behandlung legen Sie sich anschließend bequem hin. Die Schuhe werden abgelegt, weil später unter Umständen Reflexpunkte oder -zonen an den Zehen oder Fußsohlen behandelt werden. Die restliche Kleidung kann aber angezogen bleiben, auch die Socken, und sie dürfen sich zudecken lassen. Nun werden sie mit dem Muskeltesten sozusagen „bekannt gemacht". Am Anfang ist das nicht so leicht. Behandler und Patient müssen sich aufeinander einstellen, was Geduld erfordern kann. Wie stark ist der Druck? Wie hoch ist die Muskelspannung des Patienten? Wie fühlt sich „schwach" – wie fühlt sich „stark" an? Wie fühlt es sich an, wenn der Muskeltonus sich verändert?

Es gibt Therapeuten, die diese Anfangsprozedur umgehen, indem sie während der ganzen Sitzung einfach pendeln oder eine Einhandrute benutzen. Meiner Meinung nach ist das dann jedoch keine Kinesiologie mehr, sondern eben „Pendeln". Beim Pendeln arbeitet der Therapeut außerdem nicht mehr im Körpergedächtnis, sondern nur noch im Seelengedächtnis was durchaus einen Unterschied macht. (*Näheres hierzu auf den Seiten 94-99*) Ich finde aber gerade dieses direkte „Kommunizieren" mit dem Körper bedeutungsvoll. Denn so kann der Patient direkt an sich selbst wahrnehmen, was mit ihm geschieht und welche Veränderung durch die Behandlung erreicht wird.

Kinesiologische Balance

Nachdem Patient und Therapeut aufeinander eingestimmt sind, werden Vortests durchgeführt, um herauszufinden, ob das Körpersystem des Patienten in Balance, also im Gleichgewicht, ist. In einem balancierten System fließt die Energie gleichmäßig in allen Meridianen. Bei den Vortests gibt es große Unterschiede zwischen den einzelnen Kinesiologierichtungen. Während bei „Touch for Health" verschiedene Muskeln durchgetestet werden (was entsprechend lange dauert) arbeiten die Health- oder die Psycho-Kinesiologen nur mit einem Muskel und verschiedenen Testpunkten am Körper. Diese Alarmpunkte stehen mit den Elementen oder Meridianen in Verbindung, es ist also schnell zu sehen, ob ein Mensch in einem bestimmten Bereich aus der Balance fällt. Findet der Therapeut solche Ungleichgewichte, was bei großem Stress oder bei Krankheit oft der Fall ist, wird er diese mit geeigneten Mitteln sofort ausbalancieren. Das Ergebnis soll ein Körper sein, der zumindest für die Zeitdauer der Sitzung im Gleichgewicht ist. Sie sollten vorsichtig sein, wenn Kinesiologen auf diese Tests verzichten, ihren Arm nehmen und einfach drauflos testen. Ohne Balance kann es zu Fehlern und Fehleinschätzungen kommen. Bei sehr schwerkranken Menschen oder bei Menschen die unter starkem Medikamenteneinfluss stehen ist es leider manchmal gar nicht möglich einen Zustand herzustellen in dem getestet werden kann. Ich habe aber die Erfahrung gemacht, dass bei solchen Patienten die Balance nach einigen Sitzungen, in denen immer wieder daran gearbeitet wird ein Gleichgewicht im Energiesystem herzustellen, zumindest für einen kurzen Zeitraum erreicht werden kann. Auch wenn eine ganze Sitzung lang nur balanciert wurde, ist das sehr wohltuend für den kranken Patienten. Wenn die Energie wenigstens ein bisschen besser fließt, können Selbstheilungskräfte aktiv werden, die vorher keine Chance mehr hatten.

Kinesiologische Testung

Ist das Körperenergiesystem in einem Zustand, in dem getestet werden kann, beginnt der interessantere Teil der Sitzung. Das Thema wurde bereits im Vorgespräch besprochen. Nun gilt es herauszufinden ob daran gearbeitet werden darf: Ist es in Ordnung heute an der Neurodermitis zu arbeiten? Dürfen wir heute an den Ursachen der Depression arbeiten? An den Ursachen der Migräne? An den Ursachen für den Bluthochdruck? An den Ursachen für die schlechten Noten in der Schule? An den Panikattacken? Ja? Was sind die Ursachen? Was soll als Erstes bearbeitet werden? Welches ist der nächste Schritt?

Ich arbeite an dieser Stelle mit einem Flussdiagramm, in dem die verschiedensten Möglichkeiten aufgeführt sind, lasse mich aber manchmal auch intuitiv leiten. Hierzu gehören jede Menge Listen: Listen zur Ursachensuche und zum Auflösen der Blockaden mit Ängsten bzw. Urängsten, Verben, Begriffen, Affirmationen, Themen, Glaubenssätze, Organsprache, Bezüge zwischen Farben und Emotionen, senkrechtes Denken aus der Astrologie, Korrekturmöglichkeiten aus NLP (Neurolinguistisches Programmieren), systemischer Therapie und anderen Therapierichtungen. Finde ich etwas Neues, Hilfreiches, was ständig geschieht, ergänze ich meine Listen damit. So habe ich inzwischen auch Listen mit chemischen Stoffen, Nahrungsergänzungsmitteln, Zahnmaterialien, Impfstoffen, Bakterien usw. gesammelt (unabhängig davon, dass viele dieser Stoffe ohnehin auch als Testsätze in der Praxis vorhanden sind). Dieses Flussdiagrammsystem ist unendlich ausbaubar, und wenn eine Substanz oder ein Thema doch nicht in meiner Sammlung vorkommt, gibt es die Möglichkeit so lange verbal nachzufragen, bis die richtige Antwort gefunden ist. Während ich im Flussdiagramm nun also die verschiedenen Antwortmöglichkeiten durchgehe, drücke ich sanft auf den Unterarm meines Patienten. Die Muskelspannung verändert sich, sobald eine Antwort auftaucht, die das Körperenergiesystem als Stress empfindet. Sichtbar und fühlbar wird dies dadurch, dass der bis dahin starke Arm nachgibt und sich leicht nach unten drücken lässt, ohne dass ein stärkerer oder veränderter Druck ausgeübt wird. Natürlich wird diese Reaktion überprüft, um etwaige Fehler auszuschließen. Gibt der Arm beim Wiederholen wieder dasselbe Signal, ist ein Stressor, eine Ursache gefunden, die mit dem Fragethema zu tun hat. Im nächsten Schritt wird dann festgestellt, welchen Meridian das stressende Thema blockiert.

Es gibt Kinesiologen, die ohne Manuskript arbeiten, ich persönlich finde es einfacher einen Leitfaden zu haben. So kann ich sicher sein, dass ich nicht irgendwelchen unbewussten Vermutungen und Annahmen aufsitze. Für neue Patienten ist diese Fragerei am Anfang etwas verwirrend. Die Antwort, die der Arm gibt, ist nämlich manchmal eine andere, als die, die der Patient spontan geben möchte. Ab und an geschieht es auch, dass das gewünschte Thema nicht zum Thema der Sitzung wird, weil der Körper bzw. das Unterbewusstsein auf die Frage „Gibt es ein Thema, das wichtiger ist?“ mit einem Ja antwortet. Dann muss natürlich nachgefragt werden, welches Thema stattdessen bearbeitet werden soll. Zum Beispiel kam eine Patientin wegen ihrer Migräne zu mir, am Ende arbeiteten wir dann an ihrer Angst vor dem Alleinsein, an Partnerschaftsproblemen. Dieses Thema hatte mit der Migräne nichts zu tun, war aber zum Zeitpunkt der Sitzung viel wichtiger für sie und ihren Körper. Natürlich kann man jederzeit bewusst und ohne Muskeltest besprechen und klären, was dem Patienten lieber ist. Folgen wir dem Unterbewusstsein, das etwas ganz anderes für wichtiger hält, oder dem ursprünglichen Anliegen des Patienten? Ich persönlich empfehle dann, dem Unterbewusstsein zu folgen doch ist dies nicht jedermanns Sache, was ich absolut respektiere.

Ausgehend von der Anfangsfrage (z. B. was ist die Ursache für die Rückenschmerzen, was können wir tun, damit diese verschwinden?) werden nun sämtliche Stressoren, die mittels Armtest angezeigt werden behandelt, bis diese keinen Stress mehr auslösen. Auf welche Weise dies möglich ist, beschreibe ich im nächsten Kapitel. Es ist möglich, dass nur ein einziger Stressor zu einer Krankheit geführt hat, meist sind es aber mehrere. Sobald also ein Stressor gefunden ist, wird die durch ihn entstandene Blockade im Energiesystem aufgelöst. Danach wird gefragt, was im nächsten Schritt zu tun ist. Nachdem dieser nächste Schritt dann auch aufgelöst ist, wird nach dem übernächsten Schritt gefragt, und so immer weiter. Hierbei legt das Unterbewusstsein fest, in welcher Reihenfolge vorgegangen werden soll. Ähnlich einem mit Kleidungsstücken gefüllten Koffer, aus dem man eins nach dem anderen herausnimmt, bis er leer wird, so wird ein Stressor nach dem anderen gesucht und bearbeitet, bis das gesamte Thema keine Stressreaktion mehr auslöst, bis sämtliche Blockaden gelöst sind. Im Falle von Rückenschmerzen könnten neben lösbaren Stressoren wie „Ärger mit dem Chef", „Angst Fehler zu machen" oder anderen psychologischen Faktoren auch Stressoren wie: Ungleiche Beinlänge, falsche Matratze, zu schwache Bauch- oder Rückenmuskulatur angezeigt werden. Diese können dann natürlich in der Praxis nicht gelöst werden, sind aber auch hilfreich beim weiteren Gesundwerden, weil der Patient dann entsprechende Schritte einleiten kann.

Bei komplexen Themen sind mehrere Sitzungen erforderlich, oft genügt aber schon eine einzige Sitzung um Verbesserungen wahrzunehmen. Da das Energiesystem die Veränderungen annehmen und verarbeiten muss, kann zwischen den Sitzungen eine Pause von mehreren Wochen notwendig sein. Auch diese Pausen gibt das Unterbewusstsein vor, am Ende einer Sitzung sollte gefragt werden, wann eine weitere Sitzung möglich ist.

Blockaden auflösen

Nachdem ein Stressor mittels Muskeltest gefunden worden ist, geht es darum, den Energiefluss im betroffenen Meridian wieder herzustellen, die Blockade aufzulösen. Es nutzt ja nichts, eine Ursache zu finden und den Patienten dann, mit diesem Wissen, nach Hause zu schicken. Es gibt leider Heilpraktiker oder Ärzte, die nur kinesiologisch austesten – danach aber keine Korrektur durchführen können. Dann geht der bemitleidenswerte Patient unter Umständen – z. B. im Falle einer Allergie - mit einer langen Liste von Lebensmitteln und Stoffen nach Hause die für ihn unverträglich sind - geholfen ist ihm dadurch aber nicht. Im Gegenteil! Das Wissen um all die unverträglichen Stoffe verschlimmert das Leiden oft noch zusätzlich. Deswegen ist es meiner Meinung nach wichtig, Schritt für Schritt Blockaden zu suchen und diese gleich anschließend aufzulösen. Dies geschieht, indem der Patient mit dem gefundenen Stressor konfrontiert wird. Ist der Stressor bei einer Migräne z. B. eine immer alles kritisierende Mutter, muss sich der Patient genau diese vorstellen. Oder eben die nörgelnde unzufriedene Ehefrau. Den autoritären Chef. Es könnte aber auch eine Angst sein, die eine Blockade ausgelöst hat z. B. Angst vor dem Alleinsein. Angst vor Tod. Angst vor Spinnen. Flugangst. Angst vor Menschen. Angst vor einer Prüfung. Alles kann zum Stressor geworden sein. Die Blockade wird also aktiviert, indem der Patient sich dem Stressor, was immer dies ist, aussetzt. Dabei genügt es fast immer, einfach nur daran zu denken. Selten muss eine Situation auch direkt nachgestellt werden. Etwa ein Bewerbungsgespräch oder eine Prüfungssituation. Durch die Konfrontation mit dem Stressor wird eine Erinnerung im Gehirn bewirkt. Der Sympathikus wird aktiviert. Der Kampf- und Fluchtnerv des autonomen Nervensystems wird also bewusst ausgelöst. Wie schon zuvor beschrieben – das Gehirn muss eine Situation nicht real erleben, es genügt allein die Vorstellung, um bestimmte Körperreaktionen hervorzurufen.

Je nachdem, was das Unterbewusstsein als beste Korrekturmöglichkeit ausgewählt hat, werden nun, während sich der Patient den Stressor vorstellt, die entsprechenden Akupunkturpunkte oder Reflexzonen leicht gedrückt oder massiert. Diese sorgen auf der einen Seite dafür, dass die Energie im blockierten Meridian wieder zu fließen beginnt, es wird aber auch der Impuls gegeben: „Alles ist in Ordnung!“

„Stressmodus abschalten". „Kein Stress". „Puls und Blutdruck senken". „Es besteht keine Gefahr". „Blockade auflösen." Es wird also auch der Parasympathikus angeregt, der Entspannungs- und Beruhigungsnerv. Das Nervensystem beruhigt sich, es hat ja gar keine andere Wahl, denn der Kampf- und Fluchtmodus kann nicht arbeiten, wenn der Entspannungsnerv aktiv ist, die beiden sind ja Gegenspieler. Es kann jeweils nur einer aktiv sein.

Es können je nach Patient und Blockade anstatt der kinesiologischen Korrekturtechniken auch andere alternativheilkundliche Verfahren eingesetzt werden. Welche Technik gewählt wird, entscheidet nicht der Therapeut (natürlich kann nur das ausgewählt werden, was dieser beherrscht). Es ist das Unterbewusstsein des Patienten, das die hilfreichste Behandlungsmöglichkeit auswählt. Dies geschieht durch Abfragen mittels Muskeltest. Ich selbst nutze zur Korrektur manchmal auch Bachblüten, Düfte, Farbbrillen, Klangschalen, Edelsteine, Magnete, Körbler-Heilzeichen, Reiki, homöopathische Mittel, Schüsslersalze, systemische Techniken oder auch Ultraschallschwingungen. All diese Dinge tragen auch die Fähigkeit in sich, Blockaden aufzulösen. Manchmal sind auch Chakra-Korrekturen oder Arbeiten in der Aura notwendig, also Korrekturen, die auf einer höheren Energieebene als die normalen Meridiankorrekturen angesiedelt sind. Und natürlich wird dabei auch über das Thema und Lösungsmöglichkeiten geredet. Während der Korrektur wird im Gehirn das Neuronennetz verändert. Ein neues Gedächtnis wird angelegt. Die Programmierung, die immer wieder Stress und Angst auslöste, wird unterbrochen und umgewandelt. Die Wahrnehmung verändert sich. Dr. med. Christa Keding *(Der große Kinesiologie-*

Ratgeber) beschreibt es so: *„Die Verknüpfung zwischen dem Ursprung und dem Heute kann so gelöst werden, gebundene Kräfte werden freigesetzt, neues unabhängiges Entscheiden, Handeln und Erleben wird wieder möglich. Und dieses ohne Verlust des Bewusstseins (wie bei Hypnose), ohne Manipulation, ohne Aufgabe der kompensatorischen positiven Stärke. Einfachere Konflikte oder Zwänge lassen sich gleichermaßen lösen wie schwere Traumata. Sucht und Abhängigkeiten jeder Art, reaktive und endogene Depressionen, Ängste und Panikattacken sind ebenso erreichbar wie natürlich psychisch bedingte organische Krankheiten.“* Bei einer erneuten Konfrontation mit dem Stressor löst der Körper die Stressreaktion nach der Korrektur nicht mehr aus. Der Sympathikus wird nicht mehr automatisch aktiviert. Erkennbar wird dies während der Sitzung dadurch, dass der Muskel im Gegensatz zu „vor der Korrektur“ nicht mehr schwach, sondern stark testet. Dies bedeutet, dass künftig auch die Zell-DNA nicht mehr durch den Stressor negativ beeinflusst wird! Natürlich hat diese Veränderung Auswirkung auf das Leben. Wenn die körperliche Angst- bzw. Stressreaktion ausbleibt, also auch keine Angsthormone mehr freigesetzt werden, kann die Angst auch nicht mehr empfunden werden. Wer keine Angst vor Klassenarbeiten, Lehrern, Chefs, dem Alleinsein mehr fühlt, der verhält sich natürlich auch anders. Stressor können auch Allergene sein. Hausstaub, Blütenpollen, unverträgliche Lebensmittel. Bei Stoffen wie Lebensmittel oder Pollen ist es natürlich am allerbesten, diese stofflich und nicht in der geistigen Vorstellung einzusetzen, auf diese spezielle Balance gehe ich später im Kapitel Allergien (Seite 110) noch näher ein.

Korrekturpunkte und Zonen

Die Reflexpunkte oder Reflexzonen, die in der Kinesiologie genutzt werden, um Blockaden aufzulösen, liegen auf oder nahe der Körperoberfläche. Sie stehen mit Organen oder Muskelgruppen in Verbindung, die nicht unbedingt direkt in der Nähe liegen müssen. Wird die Reflexzone stimuliert (z. B. durch Berühren, Drücken, Massieren, Wärmen) wirkt sich dies in den entsprechenden Bereichen des Körpers aus. Ich arbeite meist mit den Anfangs- und Endpunkten der Meridiane, mit neurolymphatischen Reflexzonen, neurovaskulären Reflexpunkten oder der Technik des Meridianabfahrens. Jede Kinesiologierichtung hat ihre eigenen speziellen Korrekturen entwickelt. Die für mich Wichtigsten stelle ich Ihnen näher vor.

Neurolymphatische Reflexzonen

Das einwandfreie Funktionieren des Lymphsystems ist Bedingung für eine gute Gesundheit. Die Lymphgefäße verlaufen neben den Arterien und Venen und durchziehen den ganzen Organismus. Sie haben äußerst dünne, durchlässige Wände, die es ermöglichen, dass neben überflüssiger Zellflüssigkeit auch Bakterien, Fremdstoffe und größere Stoffwechselprodukte aus dem Körpergewebe abtransportiert werden können. Zum Lymphsystem gehören die lymphatischen Organe: der lymphatische Rachenring mit den Zungen-, Gaumen- und Rachenmandeln, die Milz, die Thymusdrüse, das Rückenmark, der Blinddarm und das lymphatische Gewebe im Darm. Die Menge der Lymphe ist übrigens doppelt so groß wie die Menge des Blutes! Es gibt doppelt so viele Lymphgefäße wie Blutgefäße in unserem Körper. Die Lymphe fließt Richtung Halsbereich, dort geht sie in eine Vene über, die zum Herzen führt. Neben dem Ausfiltern schädlicher Stoffe, die beim Zellstoffwechsel entstanden sind, hat das Lymphsystem die Aufgabe, Nahrungsfette aus dem Darm zu transportieren. Das Lymphsystem ist aber auch Dreh- und Angelpunkt des Immunsystems. Die Lymphknoten sind Filterstationen und zudem Bildungsstätten von Lymphozyten und Antikörpern. Diese weißen Blutkörperchen machen Krankheitserreger, Viren und Bakterien im Körper ausfindig und bekämpfen sie. Ist das Lymphsystem träge, haben wir ein schwaches Immunsystem. Zudem wird das Gewebe nur noch mangelhaft versorgt. Giftstoffe können sich anreichern und zu Funktionsbeeinträchtigungen des betroffenen Organs führen.

Die Energie des Lymphsystems kann über eine Massage der neurolymphatischen Reflexzonen beeinflusst werden. Diesen Umstand entdeckte der amerikanische Osteopath Dr. Francis Chapman in den 20er Jahren. Die Zonen befinden sich vor allem an Vorder- und Rückseite des Rumpfes und sind auch als Chapman Reflexe bekannt. Chapman bemerkte, dass chronische Belastungen und krankhafte Veränderungen innerer Organe von bestimmten reflektorisch dazugehörenden verquollenen Zonen an der Oberfläche des Körpers begleitet werden. Indem er diese speziellen Zonen an der Körperoberfläche massierte und dadurch den Lymphfluss anregte, wirkte er auf die entsprechenden Organsysteme positiv ein. Aktive Zonen reagieren schon bei leichtem Druck sehr empfindlich. So kann zum Beispiel eine Massage der neurolymphatischen Gegend des Dickdarms die an der Außenseite des Oberschenkels zwischen Hüfte und Knie liegt, die Verdauung regulieren.

Die Stimulierung dieser Zonen bewirkt zudem eine Stärkung des zugehörenden Muskels. Weil diese körperliche Reaktion schon innerhalb von Sekunden nachweisbar ist, ging Chapman davon aus, dass diese Reaktion in irgendeiner Weise auch über das Nervensystem gesteuert sein musste. Deswegen benannte er diese Zonen „Neurolymphatische Zonen“. In der Osteopathie geht man davon aus dass die Verbindungen zwischen diesen Zonen und den Organen während der Embryonalentwicklung entstanden ist. Die chinesische Medizin ordnet die neurolymphatischen Zonen nicht nur Muskeln und Organen, sondern auch bestimmten Meridianen zu, sodass über die Reflexzonen des Lymphsystem auch der Energiefluss in den Meridianen beeinflusst werden kann.

Neurovaskuläre Reflexpunkte

Der Blutkreislauf wird auch vaskuläres System genannt. Er besteht aus Arterien die sauerstoffreiches Blut vom Herzen zum Gewebe transportieren und von Venen die sauerstoffarmes aber dafür kohlendioxydhaltiges Blut zum Herzen zurücktransportieren. Der Blutkreislauf verteilt Hormone und Enzyme zu den Organen und Zellen und führt dem Gewebe Nährstoffe und auch Flüssigkeit zu. Stoffwechselendprodukte werden vom Blut entsorgt, außerdem wird die Körpertemperatur reguliert. Die neurovaskulären Punkte wurden in den 30er Jahren von dem Chiropraktiker Terrence Bennett entdeckt. Es sind bestimmte Zonen, die bei sanfter Berührung die Blutzirkulation und damit die Versorgung von Organen, Drüsen und Geweben mit Nährstoffen und die Entsorgung von Giftstoffen anregen. Die meisten dieser Punkte liegen am

Kopf und am Oberkörper, nur einige wenige unterhalb der Körpermitte und stehen auch in Verbindung zu den Meridianen. Bennett ging damals davon aus, dass eine gestörte Durchblutung die Hauptursache für Krankheiten ist. Bennetts neurovaskuläre Reflexpunkte werden leicht berührt, bis ein regelmäßiges Pulsieren gefühlt werden kann. Das Berühren dieser Punkte bewirkt Entspannung, die Durchblutung wird angeregt und natürlich werden Blockaden abgebaut.

Emotionale Stress-Reduktion (ESR-Punkte)

Zu den neurovaskulären Reflexpunkten gehören auch die wertvollen ESR-Punkte (**E**motional-**S**tress-**R**elease). Diese befinden sich auf der Stirn, genau auf den beiden Stirnbeinhöckern. Während der Therapeut sanft diese Punkte berührt, überdenkt der gestresste Mensch eine belastende Situation nochmals so genau als möglich. Dabei scheinen sich die Aktivitäten der emotional und rational unterschiedlich arbeitenden Gehirnhälften durch die symmetrische Berührung der Stirnpunkte zu synchronisieren und mit tiefer liegenden Gehirnzentren zu koordinieren, die unsere Erfahrung und unsere Emotionen abgespeichert haben.

Diese so einfache Intervention versetzt den Menschen in die Lage, alte Erfahrungen, Denkmuster und Reaktionsweisen umzubewerten und dadurch eingefahrene Lebensthemen zu verändern. Es kommt zu einer Neubewertung des Themas und blockierende Muster können aufgegeben werden. Die ESR-Technik hilft bei Anspannung und kann auch gut zur Selbsthilfe angewandt werden. Dabei werden die Stirnbeinhöcker sanft mit Daumen und Zeige- oder mit den beiden Mittelfingern berührt. Alternativ kann auch die ganze Hand auf die Stirn gelegt werden. Durch die Berührung erfolgt eine verstärkte Durchblutung und damit eine Aktivitätssteigerung der beiden Gehirnareale. Nach wenigen Minuten beruhigen sich die beiden Punkte, ein gleichmäßiges Pulsieren beginnt. Der Parasympathikus wird aktiviert. Die Stressreaktionen des Körpers lassen nach. Während der ESR geschieht fast immer ein erstaunlicher Wandel. Die Gesichtszüge entspannen sich, die Atmung wird ruhiger, alles erscheint in einem neuen Licht. Natürlich werden Dinge nicht ungeschehen gemacht, es werden auch keine Tatsachen verdreht, aber es ist eine deutliche Erleichterung zu spüren. Das stressige Thema kann neu bewertet und es kann danach anders gehandelt werden. Der „Stress“ ist weg, denn Stress entsteht nicht durch eine Situation selbst, sondern nur durch die Art der Wahrnehmung einer Situation – und diese Wahrnehmung verändert sich durch diese Korrektur ins Positive. Alles fühlt sich nicht mehr so dramatisch und schlimm an.

Thymusdrüse klopfen

Die Thymusdrüse ist ein wichtiger Bestandteil unseres Immunsystems und hilft Infektionen abzuwehren. Im Thymus werden wichtige Abwehrzellen, die T-Lymphozyten geprägt. Außerdem werden verschiedene immunsuppressive Peptide wie Thymosin und der Thymusfaktor gebildet. Diese Hormone steuern die Reifung der Immunzellen in den Lymphknoten. Im klassischen Altertum wurde der Thymus als Sitz der Seele angesehen. Der Thymus galt als Bindeglied zwischen Körper und Geist und soll durch die seelische Haltung eines Menschen beeinflusst werden, also durch die Intensität der Liebe die eine Person gibt und empfängt. Ebenso durch Lächeln, wohltuende Musik und positive Gedanken wie Liebe, Vertrauen oder Dankbarkeit. Die Thymusdrüse liegt in der oberen Mitte der Brust. Sie wächst bis zur Pubertät und bildet sich dann wieder zurück. Sie unterstützt das Wachstum, den Knochenstoffwechsel und ist am Aufbau des Immunsystems beteiligt. Bei Stress schrumpft die Thymusdrüse ebenso wie bei schwerer Krankheit. Sie kann innerhalb von 24 Stunden bis zur Hälfte ihres ursprünglichen Gewichtes schrumpfen. Es gibt Hinweise darauf, dass sie sich eigentlich gar nicht zurückbilden muss, sondern dass sie am Ende des Lebens nur deswegen nicht mehr vorhanden ist, weil der Mensch im Laufe der Jahre viele Infektionen und Stress hatte und die Thymusenergie sozusagen aufgebraucht hat. Durch Beklopfen der Thymusdrüse wird diese wieder angeregt. Sie schüttet vermehrt T-Zellen und chemische Botenstoffe aus, die die Abwehrkräfte stärken. Hierzu klopft man locker etwa eine Minute lang im Rhythmus des Herzschlags mit allen Fingern einer Hand im auf diesen Bereich der Brust. Auch das Klopfen im Uhrzeigersinn ist möglich. Dabei wird Stress abgebaut und die Lebensenergie gestärkt. Diese Übung hilft auch, die Konzentrationsfähigkeit zu steigern.

„Meridian-Abfahren“

Der Energiefluss in den Meridianen kann stimuliert oder ins Gleichgewicht gebracht werden, indem der Therapeut mit den Fingern einer Hand die entsprechenden Meridiane in ihrer Verlaufsrichtung abstreicht, abfährt. Dies kann direkt auf dem

Körper, über der Kleidung oder in wenigen Zentimetern Abstand in der Aura geschehen.

Akupunkturpunkte

Auch durch Drücken bestimmter Akupunkturpunkte lässt sich die Energie der Meridiane anregen oder beruhigen. Dabei werden immer zwei zusammengehörende Punkte gedrückt bzw. berührt, bis die Pulse synchron sind. Bei manchen Korrekturen sind dies die Anfangs- und Endpunkte der Meridiane.

Mudras

Sind bestimmte Handgesten, kleine Übungen mit den Fingern die sich auf die Meridiane, auf die Organe und das zentrale Nervensystem auswirken. Manchmal ist es sinnvoll, während einer emotionalen Stressreduktion, ein bestimmtes Mudra zu halten. Es scheint, dass dann die Korrektur schneller wirksam wird. Wie die Füße oder das Ohr spiegeln auch die Hände den gesamten Körper, eine sanfte Stimulation kann den ganzen Organismus beeinflussen. An einer Fingerspitze befinden sich etwa 4000 Nervenfasern! Mudras helfen Stress abzubauen, sich zu sammeln und Kraft zu tanken. Ursprünglich stellen Mudras bestimmte Bewusstseinszustände dar. Umgekehrt können die Haltungen auch zu den Bewusstseinszuständen führen, die sie symbolisieren. Buddhas werden oft mit diesen Gesten dargestellt.

Das Ende der Sitzung

Am Ende steht immer das Fragen danach, ob eine weitere Sitzung notwendig ist – und wann. Auch, ob etwas in den nächsten Tagen beachtet werden muss. Manchmal gibt es Hausaufgaben, Übungen, die zu Hause gemacht werden sollen. Durch die teilweise starken Energieveränderungen kann es gut sein, dass der Patient nach einer Sitzung zwar entspannt ist, aber sehr müde nach Hause geht. Darum ist es sinnvoll, einen ruhigen Abend oder eine Pause nach einer Sitzung einzuplanen. Die Wirkung einer Sitzung ist oft sofort zu spüren. Bei langwierigen chronischen Krankheiten kann es natürlich einige Zeit dauern bis körperliche Erscheinungen abklingen. Aber auch in diesen Fällen äußern die Patienten, dass es ihnen emotional besser geht. Dass sie ruhiger geworden sind, sie sich einfach wohler fühlen. Heilung ist ein Prozess, der manchmal Geduld braucht. Die Krankheit ist ja auch nicht innerhalb von wenigen Tagen entstanden. Erfahrungsgemäß spüren die meisten Patienten nach der dritten Sitzung eine Besserung ihrer Beschwerden.

Kosten

Eine Sitzung, die etwa eine Stunde dauert, kostet zwischen 50 und 80 Euro. Die meisten Therapeuten orientieren sich an der Regel 1 Euro pro Minute Sitzung. Die gesetzlichen Krankenkassen übernehmen die Kosten nicht. Es gibt einige wenige private Kassen, die die Kosten übernehmen, allerdings nur dann, wenn der Kinesiologe auch ein Heilpraktiker ist.

TEIL 3

WEITERE BETRACHTUNGEN

WOHER STAMMEN DIE ANTWORTEN?

Diese Frage hat mich wohl am längsten beschäftigt. Es scheint ja so zu sein, dass nicht das Bewusstsein antwortet, sondern eher das, was üblicherweise als Unterbewusstsein verstanden wird. Also erlebte, gespeicherte Informationen, die nicht mehr bewusst sind. Es kann aber nicht nur dieses allein sein. Was steckt also außerdem noch hinter den Antworten? Was löst die Reaktion im autonomen Nervensystem aus, die dann über den Muskel wahrgenommen werden kann? Ist das tatsächlich der Körper selbst? Oder wie manche Kinesiologen sagen die Seele? Was überhaupt ist mit Unterbewusstsein gemeint? Was ist die Seele? Kann die Seele uns tatsächlich Antworten geben? Die Meinungen hierzu sind unterschiedlich. Skeptiker behaupten sogar, die Antworten seien intuitiv vom Kinesiologen selbst ausgewählt worden, also rein zufällig. In Wikipedia ist im Augenblick über Kinesiologie folgendes zu lesen:

„Die Kinesiologie widerspricht anerkannten, naturwissenschaftlichen und medizinischen Kenntnissen. Ein Nachweis der Wirksamkeit gelang bisher nicht und gilt als unwahrscheinlich. Kinesiologische Vorstellungen wie zum Beispiel diejenige, der Körper wisse, ob der Inhalt eines verschlossenen Glasröhrchens gut für ihn sind mit den Erkenntnissen der Naturwissenschaft nicht in Einklang zu bringen. Die Kinesiologie wird daher den Pseudowissenschaften zugeordnet."

Wer schon einmal eine Sitzung erlebt hat, wird aber zustimmen, dass die Antworten des Körpers verblüffend zutreffen, zielgenau das Thema oder den wunden Punkt finden, auch wenn der Therapeut im Vorfeld nicht viel über seinen Patienten gewusst hat. Meiner Meinung nach stammen die Antworten sowohl aus dem bewussten und unbewussten Körpergedächtnis (also aus Bewusstsein und Unterbewusstsein), aus dem persönlichen Seelengedächtnis (nicht mit dem Unterbewusstsein zu verwechseln) als auch aus verschiedensten morphischen Feldern, in denen sich Therapeut und Patient befinden. Dabei sind zumindest die verschiedenen Körpergedächtnisse und die morphischen Felder inzwischen nachweisbar. Der Glaube an eine Seele gehört jedoch in den Bereich der Pseudowissenschaften. Sie ist mit unseren heutigen wissenschaftlichen Methoden nicht beweisbar und damit nicht existent. Oder doch? Wer sagt denn, dass nur was nachweisbar auch existent ist? Irgendwie glauben doch die meisten von uns an eine Seele, die auch nach unserem Tod weiterlebt und unsterblich ist. In einem Land in dem der Staat sogar für die Pseudowissenschaft „Religion“ (Gott ist ja auch nicht wissenschaftlich erwiesen) Kirchensteuern einziehen darf, wundere ich mich immer wieder über die Ambivalenz der Menschen, die sich auf der einen Seite nicht trauen ihren Glauben zu hinterfragen, auf der anderen Seite aber dann trotzdem extrem wissenschaftsgläubig sind und alles, was nicht nachweisbar ist, verlachen. Auch die Erkenntnis, dass die Naturwissenschaft sich oft revidieren muss, und häufig im Nachhinein doch nicht recht hatte, ändert daran nichts. Wie lange beharrte die Wissenschaft unumstößlich auf der Meinung, dass die Erde eine Scheibe sei und Mittelpunkt des Universums? Als die Eisenbahn erfunden wurde, warnten die Ärzte, weil der menschliche Organismus die enorme Beschleunigung nicht aushalten würde und derartige Beispiele gibt es viele. Egal ob es um so etwas Großes wie Gott oder um Heilmethoden wie Homöopathie oder Kinesiologie geht - ich bin der Meinung dass eine Sache, nur weil sie mit heutigen Methoden nicht nachweisbar ist, deshalb noch lange nicht unwahr oder Humbug ist. Bei Dingen, die ich nicht kenne, und die nicht naturwissenschaftlichen Kenntnissen entsprechen, ziehe ich immer in Betracht, dass es ja dennoch möglich sein könnte. Mit dieser Einstellung habe ich gute Erfahrungen gemacht.

DAS KÖRPERGEDÄCHTNIS

Unter „Körpergedächtnis" verstehe ich die bewusste und die unbewusste gespeicherte Erinnerung eines Menschen im Körper. Das Körpergedächtnis befindet sich nicht nur in unseren Gehirnzellen (dort ist der Sitz des Bewusstseins), sondern jede Zelle unseres Körpers enthält parallel dazu die komplette Erinnerung an Erfahrungen, Emotionen und natürlich die gesamte Erbinformation. Jede Erfahrung, jede Krankheit, jede Emotion hinterlässt Spuren in der DNA. *(siehe: „Wie negative Emotionen krank machen", Seite 33)*. Es gibt Berichte von Menschen, denen Organe transplantiert wurden, die danach Charaktereigenschaften des Spenders entwickelten. Einige Fälle beschreibt Paul Pearsell, ein Herzforscher, in seinem Buch „Heilung aus dem Herzen". Er beschäftigte sich viele Jahre mit Phänomenen, die bei Herztransplantierten zu finden sind. Alles deutet darauf hin, dass sich mit dem Herz auch grundlegende Persönlichkeitsmerkmale des Spenders auf den Empfänger übertrugen. So beschreibt er den Fall eines achtjährigen Mädchens, der das Herz eines zehn Jahre alten ermordeten Mädchens implantiert wurde: „*Die Kleine begann nachts im Schlaf zu schreien, weil sie von dem Mann träumte, der ihre Organspenderin umgebracht hatte. Die Mutter war überzeugt, dass ihre Tochter den Mörder kannte. Nach mehreren Sitzungen gelangte ich ebenfalls zu der Ansicht, dass an der Sache etwas dran sein müsse. Ihre Mutter und ich beschlossen, die Polizei einzuschalten, und anhand der Beschreibung des kleinen Mädchens konnte der Mörder gefasst werden. Die Beweise, die meine Patientin lieferte, waren so hieb- und stichfest, dass der Mann problemlos überführt werden konnte.*" (aus: Journal of Near-Death-Studies, Paul Pearsell)

Pearsell veröffentlichte 17 solcher Fälle in der Publikation: „Journal of Near-Death-Studies". So empfand die achtjährige Danielle keinerlei musische Neigungen vor der Operation. Doch mit dem Herzen eines 18jährigen bekam sie auch dessen Leidenschaft zum Komponieren. Ein 47 Jahre alter Arbeiter ohne kulturelle Ambitionen, dem man die Leber eines Geigers übertragen hatte, erstaunte seine Umgebung plötzlich durch die Liebe zu klassischer Musik. Eine 35jährige gab zu Protokoll: „Ich hatte nie viel Interesse an Sex. Heute lege ich sogar einen Strip für meinen Mann hin". Sie hatte das Herz eines Callgirls erhalten. Ein Junge, der das Herz eines ertrunkenen Kleinkinds implantiert bekam, hatte danach Angst vor Wasser, die er vorher nicht gekannt hatte. Eine schüchterne Hausfrau mochte nach einer Transplantation gerne Bier und liebte Boxkämpfe. Sie hatte die Nieren eines jungen Mannes, von dem später bekannt wurde, dass er Boxen und Bier liebte, erhalten.

Obwohl das Körpergedächtnis eine Riesensumme an Wissen und Information enthält, steht dem Bewusstsein nur ein Bruchteil davon zur Verfügung, um Situationen im Alltag zu klären. Der größte Teil dieser Informationen aus gemachten Erfahrungen und frühen Prägungen sind wie bei einem Eisberg unterhalb der Oberfläche im Unterbewusstsein gespeichert. Das Unterbewusstsein bestimmt jedoch anhand dieses unbewussten Wissensspeicher das aktuelle Handeln und Denken, ohne dass das Bewusstsein erkennen kann, warum gerade so gehandelt wird. Durch automatische, unbewusste Abwehrmechanismen werden Gedanken die Angst auslösen könnten, oft aus dem Bewusstsein verdrängt, wirken dann aber unbewusst weiter, und drücken sich später als Krankheitssymptome aus. Führende Neurowissenschaftler entdecken zurzeit, dass unbewusste Prozesse den Bewussten vorausgehen. Das heißt, wir glauben zwar eine Entscheidung mit dem „Verstand“ zu fällen, das Unterbewusstsein hat diese Entscheidung aber schon längst getroffen. Dies ist per bildgebenden Verfahren heute schon nachweisbar. So hat ihr Unterbewusstsein bereits entschieden das Stück Käse aus dem Kühlschrank zu essen, während Sie sich noch überlegen ob Sie ihre Diät unterbrechen. Das Bewusstsein bewältigt dabei die unglaubliche Datenmenge von etwa 50 Basiseinheiten von Information (Bits) pro Sekunde. Das Unbewusste dagegen wird sogar mit Millionen von Bits fertig. Nur ein Bruchteil dringt also tatsächlich ins Bewusstsein. Der Hirnforscher Gerhard Roth schätzt, dass uns weniger als 0,1 Prozent dessen, was sich in unserem Inneren abspielt, direkt bewusst wird. Der enorme Rest bleibt unbewusst und wird unbewusst verarbeitet. Dabei arbeitet das Bewusstsein klar, detailliert und zielgerichtet – verliert dabei aber gerne das große Ganze aus den Augen. Es ist als würde es jeden einzelnen Baum des Waldes ganz genau betrachten, dabei den Wald selbst aber nicht mehr wahrnehmen. Das Unterbewusstsein wiederum nimmt den Wald wahr, kann aber keine Feinheiten erkennen.

Die Kinesiologie bezieht einen Teil der Antworten aus diesem Körpergedächtnis, die meisten davon aus dem unterbewussten Körpergedächtnis. Dabei handelt das Unterbewusstsein klug und sinnvoll. Das heißt, es lässt nur das zu, was der Mensch auch bewältigen kann. Es ist mit Kinesiologie (im Gegensatz zur Hypnose) nicht möglich, an Wissen zu gelangen, für das der Mensch noch nicht bereit ist, was ihn überfordern würde. Der Mensch ist außerdem die ganze Zeit bei klarem Bewusstsein und kann Einfluss nehmen, auf das, was geschieht.

Es ist nachvollziehbar und auch beweisbar, dass bei laut gestellten Fragen eine Stressreaktion vorkommen kann, die testbar ist. Zum Beispiel mittels Lügendetektortests die – sofern sie richtig ausgeführt werden, auch wissenschaftlich anerkannt sind. Es ist auch nachweisbar, dass sich bei Stress der Muskeltonus verändert. So ist es sicherlich einleuchtend, dass auch über das Erspüren der Veränderung des Muskeltonus eine Stressreaktion festgestellt werden kann, ebenso wie ein Biofeedbackgerät oder ein Lügendetektor auf die Veränderung des Hautwiderstandes reagieren würde. Doch Sie werden sich zu Recht fragen, wie es sein kann, dass es auch zu Reaktionen der Muskeln kommt, während der Therapeut stumm lesend durch Listen geht oder mit dem Finger über Testsätze gleitet. „Warum reagiert die Muskulatur des Patienten dann auch?“ „Woher weiß der Körper des Patienten, was der Therapeut gerade liest, denkt, oder welche Substanz unter seinem Finger liegt, oder welche Techniken zur Verfügung stehen mit denen die Blockade aufgelöst werden kann?" Die Antwort auf diese Frage ist folgende: Neben dem bewussten und unbewussten Körpergedächtnis gibt es noch ein weiteres Gedächtnis. Manche Forscher sprechen vom persönlichen morphischen Feld, Energetiker von der Aura. Ich möchte es an dieser Stelle das „Seelengedächtnis" nennen.

Alles nur Placebo?

Hier betreten wir nun den Bereich der Kinesiologie, der noch nicht wissenschaftlich beweisbar ist. Dies ist der Bereich, der dafür sorgt, dass Kinesiologie trotz aller wunderbaren Therapieresultate immer noch zu den Pseudowissenschaften zählt und von Wissenschaftlern belächelt wird. Allenfalls wird der Kinesiologie eine Placeboreaktion zugestanden. Ich glaube jedoch nicht, dass während einer Kinesiologiesitzung eine Placeboreaktion entsteht, obwohl das ja auch nicht tragisch wäre. Letztlich ist egal, warum etwas gesund macht, und selbst in der Schulmedizin wird heute zugegeben, dass ein hoher Anteil der Heilerfolge auf Placeboreaktionen beruhen. Wer heilt, hat recht. Gegen eine Placeboreaktion spricht jedoch, dass Kinesiologie auch bei kleinen Kindern oder bei Tieren angewandt werden kann und wirkt. Für eine Placeboreaktion ist aber ein intellektuelles Bewusstsein notwendig. Eine Placeboreaktion setzt ja den Glauben an die Medizin voraus. Babys oder Tiere können nicht auf Placebo reagieren, weil sie ja gar nicht bewusst wahrnehmen, was geschieht.

Jedem geschieht nach seinem Glaube *(Jesus)*

Das Seelengedächtnis

Jeder Mensch hat ein Energiefeld um sich herum *(siehe auch Seite 64: Aura).* Alles, was ist und je war, ist in diesem Energiefeld gespeichert. So wie im bewussten und unbewussten Körpergedächtnis alles gespeichert ist, was dem Körper je wiederfahren ist, ist in diesem Seelengedächtnis in Form energetischer Muster alles gespeichert, was unsere Seele ausmacht. Außerdem ist auch alles, was im Körpergedächtnis gespeichert ist, in Kopie vorhanden (was dem Körper geschehen ist, hat ja auch die Seele erlebt). Dieses Feld ist ein riesiges Gedächtnis, eine individuelle Matrix, die in diesem und auch vor unserem jetzigen Leben entstanden ist. Es sind also – im Gegensatz zum Körpergedächtnis auch Erlebnisse früherer Leben gespeichert. In diesem Feld sind potenziell auch schon künftige Ereignisse enthalten, die wir durch das was ist, durch das, was wir „jetzt" tun oder nicht tun beeinflussen. So wie der heutige Tag den morgigen beeinflussen wird. So wie die Kindheit die Jugend beeinflusst. Die Jugend die Erwachsenenzeit. Die Erwachsenenzeit das Alter. So hatte ein früheres Leben dieses jetzige zum Ergebnis und dieses aktuelle Leben wird auf ein künftiges Leben Einfluss haben. Diese Einflussnahme nennt man in östlichen Religionen Karma. Das Seelengedächtnis wird auch persönliches Energiefeld, Aura, Seele oder persönliches morphisches Feld bezeichnet. Innerhalb einer Balance verschmilzt das Seelengedächtnis des Therapeuten mit dem Seelengedächtnis des Patienten. Der Patient hat auf diese Weise Zugriff auf das gesamte Seelengedächtniswissen des Therapeuten, der Therapeut hat Zugriff auf das Seelengedächtnis des Patienten. Der Patient kann sich so aus dem Wissen des Therapeuten das herausziehen, was er am dringendsten benötigt. Die Kinesiologie arbeitet also nicht nur mit dem bewussten und unbewussten Körpergedächtnis, sondern manchmal auch mit dem Seelengedächtnis. Der Muskeltest wird zum Hilfsmittel, um bei Bedarf auch Antworten aus diesem Gedächtnis zu erhalten. Kinesiologische Rückführungen und Zukunftsprognosen entspringen diesem Gedächtnis.

Gruppenseelen

Neben den persönlichen Seelenfeldern gibt es auch noch übergeordnete. Carl Gustav Jung nannte diese übergeordneten Felder „kollektives Unbewusstes", Thales nannte sie „Weltenseele". Der Forscher Rupert Sheldrake redet von morphischen Feldern. Er beschreibt die persönlichen Energiefelder als einzelne Teile des großen Ganzen, die ständig mit dem Gesamten in Resonanz schwingen. Jeder Teil einer Struktur, jedes Mitglied eines Systems, jedes Individuum in einer Organisation hat auf diese Weise neben dem eigenen Feld teil am Wissen des Ganzen. Und jede einzelne Gruppe hat eine Gruppenseele. Ein gemeinsames morphisches Feld. Sheldrake drückt es so aus: *„Alles ist vernetzt. Jeder Mensch. Jede Aktivität. Jeder Herzschlag. Alles. Dabei wird dieses Gedächtnis nicht als eine Funktion oder persönliche Leistung des Gehirns betrachtet, sondern als Gedächtnisfeld, von dem wir, ähnlich wie ein Radioempfänger von Radiowellen, ständig umgeben sind."* Außerdem: *„Die Entwicklung einer Maus wird von Mausfeldern, die Entwicklung einer Kiefer wird von Kieferfeldern gestaltet." „Ein morphogenetisches Feld ist das Potential einer Spezies, das in einem Einzellebewesen realisiert, d.h. zur Gestalt wird. Jedes* *selbst organisierende System ist ein Ganzes, das aus Teilen besteht, die wiederum Ganze auf einer tieferen Ebene sind. Auf jeder Ebene verleiht das morphische Feld jedem Ganzen seine charakteristischen Eigenschaften und bewirkt, dass es mehr ist, als die Summe seiner Teile".* (aus: Das schöpferische Universum, Rupert Sheldrake).

EXPERIMENTE MIT MORPHISCHEN FELDERN

William McDougall, von der Harvard Universität experimentierte in den 1920er Jahren mit Ratten. Er fand heraus, dass Ratten, nachdem andere vor ihnen bereits ein Labyrinth durchlaufen hatten, ein Labyrinth schneller durchlaufen konnten. Zuerst brauchten die Ratten 165 Fehlversuche, bis sie jedes Mal ohne Fehler durch das Labyrinth fanden, aber nach einigen Generationen waren es nur noch 20 Fehlversuche. Warum? Die Ratten, die das Labyrinth zuerst durchliefen, schufen eine Art Feld, eine Art gelerntes Muster, auf das spätere Ratten zurückgreifen konnten, obwohl sie nicht verwandt und nicht gemeinsam aufgewachsen waren. Ein ähnliches Beispiel kommt aus der Chemie, aus der Züchtung von Kristallen. Wenn eine neue chemische Verbindung erstmals hergestellt wird, geht der Kristallisationsprozess nur sehr langsam vonstatten. Wenn andere Forscher das Experiment wiederholen, stellen sie fest, dass der Prozess schneller abläuft. Die Kristalle, die bei den ersten Versuchen gezüchtet worden waren, haben anscheinend auf wundersame Weise ein Feld erschaffen, auf das die Kristalle der später durchgeführten Experimente zurückgreifen konnten. Eine Reihe von Beispielen lässt sich hinzufügen: Sowohl das Verhalten von Affen beim Putzen ihrer Nahrung (Affen auf verschiedenen Inseln, ohne gegenseitigen Kontakt, lernten nahezu gleichzeitig Nahrung im Wasser von Sand zu säubern) als auch die Fähigkeit von europäischen Vögeln, zu lernen, wie man Milchflaschen öffnet.

Es gibt eine Kraft außerhalb unseres Gehirns, die Verhalten und Lernfähigkeit beeinflusst. Ein kollektives Gedächtnis. Dies könnte auch eine Erklärung für Telepathie sein. Jeder von uns hat schon die Erfahrung gemacht, dass man gerade eben an jemand gedacht hat und im nächsten Augenblick das Telefon klingelt. Freunde oder Familienmitglieder leben in einem gemeinsamen morphischen Feld, haben eine Gruppenseele. Auch das Familienstellen nach Hellinger macht nur Sinn, wenn man sich ein Feld vorstellt, in das die verschiedenen Personen bei der Aufstellungsarbeit eintreten können. Sicherlich ist so auch die Kraft des Gebetes oder die Möglichkeit von Fernheilungen zu erklären.

Testen mit Stellvertreter

Mit diesem gemeinsamen morphischen Feld lässt sich auch erklären, warum Kinesiologie auch an Menschen eingesetzt werden kann, die sich nicht testen lassen können. Säuglinge, kleine Kinder, Alte oder behinderte Menschen. Theoretisch müssen diese noch nicht mal anwesend sein. In einem solchen Fall fungiert eine andere Person als Stellvertreter, als sogenannte Surrogat-Person. In der Tierkinesiologie wird immer auf diese Weise gearbeitet. Patient, Surrogatperson und Therapeut befinden sich dann in einem gemeinsamen Feld. Der Muskeltest findet dann an der Surrogatperson statt. Die Korrektur wird, falls möglich, am Patienten vorgenommen, aber falls auch dies nicht möglich ist, kann dies sogar über die Surrogatperson ausgeführt werden. Hierbei ist immer wieder wichtig nachzufragen und in dem Bewusstsein zu bleiben, dass nur geschehen darf, was für den Patienten hilfreich ist.

Die Morphische Resonanz

Gesetz der Anziehung

Jedes Ding im Universum so groß oder klein es auch ist, hat also ein Energiefeld um sich herum. Auch Emotionen, Gedanken – eben einfach alles. Alle diese morphischen Felder schwingen in einer bestimmten ganz eigenen Frequenz. Menschen schwingen anders als Bäume, ein Regenwurm anders als eine Schnecke. Ein Stein anders als ein Stück Holz. Eine Familie anders als die andere. Sheldrake geht davon aus, dass dieses schwingende Energiefeld als erstes existiert. Also dass das „Mausfeld" erst die Maus erschafft. Oder das morphische Feld einer Eiche erst dafür sorgt, dass dann ein Eichenbaum wächst.

Dabei besagt ein altes kosmisches Gesetz auch, dass Gleiches Gleiches anzieht. Bei einem Versuch mit vielen in verschiedenen Tönen gestimmten Stimmgabeln beginnen die Stimmgabeln gleicher Tonhöhe in einem Raum mitzuschwingen, wenn eine von ihnen angeschlagen wird. Stimmgabeln mit anderen Resonanzen bleiben jedoch still. Gleiches zieht Gleiches an und wird durch Gleiches verstärkt. Alles, was mit uns in Resonanz steht, wird unweigerlich in unser Leben gezogen und das muss nicht nur Gutes sein. Je größer die Ähnlichkeit, desto stärker wird der Einfluss der morphischen Resonanz. Treffen nicht miteinander harmonierende Schwingungen aufeinander entstehen Blockaden. Da auch Gedanken und Emotionen in einer bestimmten Frequenz schwingen, senden wir ständig bestimmte Schwingungen aus. Alles, was jedoch ausgesandt wird, erschafft ein Feld, das irgendwann zum Ursprung zurückkehrt. Wenn ein Gedanke wieder und wieder gedacht wird, wird fortwährend diese Frequenz ausgesandt und diese zieht die Umstände an, die diesem Wesen entspricht. Aggressivität zieht Aggressivität an. Misstrauen zieht Misstrauen an. Zufriedenheit zieht Zufriedenheit an. Geld zieht Geld an. Liebe zieht Liebe an. Da das gedachte Feld irgendwann „real" wird, zu Materie wird, wird das, was wir denken, auch irgendwann in unser Leben treten.

Das Problem ist, dass die Menschen oft an das denken, was sie NICHT wollen. Dann wundern sie sich, dass es ihnen ständig begegnet. So ist es wichtig an das zu denken was man will - und nicht an das, was man nicht will. Denn das Gesetz der Anziehung unterscheidet leider nicht zwischen wollen und nicht wollen. Wer immer denkt: „Ich will nicht betrogen werden", der wird am Ende genau das erhalten, weil die Gedanken sich die ganze Zeit ja ums betrogen werden drehen und er genau diese Schwingung aussendet. Rhonda Byrne empfiehlt in ihrem Bestseller „The Secret", stattdessen die Frequenz auszusenden: „Ich will glücklich sein und in Fülle leben und einen treuen Partner".

„Das, worauf die meiste Aufmerksamkeit verwandt wird ist das, was sich im Leben manifestiert, und es ist egal, ob man an diese Gesetze glaubt, von ihnen weiß, oder nicht. Es ist so, wie es ist." (*The secret, Rhonda Byrne****).***

Dabei ist es wichtig sich das, was man sich wünscht schon so vorzustellen, als sei es bereits existent. Man erschafft durch die Vorstellung ein morphisches Feld in dem dann das, was man sich wünscht, entstehen kann. So wie Rhonda Byrne empfiehlt dies auch der Zellbiologe Bruce Lipton:

„Ein Schlüssel zur Nutzung der Kraft unserer Gefühle, die die Matrix unserer Biologie verändern können, liegt darin, sich vorzustellen, wie es ist, wenn unsere Wünsche bereits erfüllt sind. Fühle dich, als wäre dein Körper schon geheilt - und deine Körperchemie beginnt bereits, sich zu ändern. Sofort und mit jedem Augenblick, in dem Du das Gefühl hältst, mehr. Fühle dich, als wäre dein perfektes Leben, deine perfekte Beziehung, dein perfektes Einkommen bereits da. Wie würdest du dich fühlen? Schwelge in diesem Gefühl und dehne es aus. DAS ist die Kommunikation des Universums. Es wird Dir antworten." (Bruce Lipton, Intelligente Zellen)

Wir alle wissen aber, dass positives Denken nichts nutzt, wenn das Unterbewusstsein nicht an die eine Sache glauben kann. Wenn das Wünschen also partout nicht funktioniert, könnte es sein, dass wir zwar eine „Wunschfrequenz" aussenden möchten und das mit unserem Bewusstsein auch immer wieder tun, unser Unterbewusstsein dies dann aber boykottiert, weil es schlechte Erfahrungen oder Emotionen mit in das entsprechende Thema einbringt und dadurch natürlich die Schwingung und die Anziehung verändert. Hier hilft dann Kinesiologie, indem sämtliche Blockaden die das gewünschte Thema betreffen aufgelöst werden können.

Ich glaube dass über das messbar machen dieser Schwingungen eines Tages auch erklärt werden kann, warum Globuli,

Bachblüten, Edelsteine – oder auch nur das Auflegen der Hände heilen können. Weit davon entfernt sind wir bestimmt nicht mehr. Der Virologe und Nobelpreisträger von 2008, Luc Montagnier, entdeckte, dass die DNS von Bakterien und Viren in der Lage ist, niederfrequente Radiowellen auszusenden. Diese Wellen führten dazu, dass sich die umgebenden Wassermoleküle in Nanostrukturen ordnen und ebenfalls Radiowellen aussenden. Das überraschendste Phänomen aber: Diese Eigenschaften behielt Wasser auch dann bei, wenn die Lösung massiv verdünnt wurde, auch wenn dann kein einziges DNS Molekül mehr enthalten war. Das Wasser behielt trotzdem die Erinnerung an die ehemalige DNS. Das heißt – obwohl nichts mehr von den Viren oder Bakterien im Wasser nachweisbar war, konnten über die Radiowellen doch noch nachgewiesen werden, dass sie einmal da waren. Luc Montagnier geht es bei seiner Forschung allerdings nicht um Erklärung der Homöopathie, sondern um Erkennung von Krankheiten. Die molekulare Erinnerung im Blut könnte vorangegangene Viruskontakte nachweisen, auch wenn der Virus schon längst nicht mehr nachweisbar ist.

Gedanken, die in Ihnen gute Gefühle erzeugen, bedeuten, dass Sie auf dem richtigen Weg sind. Gedanken, die Ihnen schlechte Gefühle bringen, bedeuten das Gegenteil.

The secret, Rhonda Byrne

TEIL 4

Einsatzbereiche der Kinesiologie

Wobei Kinesiologie wirkt

Kinesiologie kann bei körperlichen Krankheiten eingesetzt werden, aber auch bei seelischen Erkrankungen und immer dann, wenn das Leben irgendwie „festhängt". Eine Aufzählung aller Krankheiten, bei denen Kinesiologie hilft, braucht es an dieser Stelle nicht. Ich bin der Überzeugung, dass es keine Störung gibt, bei der Kinesiologie nicht heilsam sein kann. Wenn Sie dieses Buch bis hierher gelesen haben, ist Ihnen sicherlich auch klar geworden, warum dies so ist. Da hinter allem, was uns leiden lässt, Blockaden im Energiesystem stecken, die Kinesiologie die Ursachen der Blockaden aber finden und diese auflösen kann, kann es grundsätzlich keine Einschränkungen geben. Es gibt Bereiche in denen die Kinesiologie jedoch besonders erfolgreich ist, nämlich überall da, wo die Schulmedizin nicht so richtig weiß, wo sie ansetzen soll. Also bei chronischen Krankheiten, Autoimmunerkrankungen, Allergien und Unverträglichkeiten.

Auch wenn keine körperlichen Symptome offensichtlich sind, leistet Kinesiologie sehr nützliche Dienste. In sämtlichen belastenden Lebenssituationen, bei Trennung, Trauer, oder Mobbing. Bei Süchten oder unerfülltem Kinderwunsch. Bei Schülern die Lernblockaden haben oder bei Stress und Burn-out-Symptomatik. Bei depressiven Verstimmungen und Ängsten. Kinesiologie kann auch das Selbstwertgefühl stärken. Sie ist ebenso nützlich zur Entscheidungs- und Zielfindung wie zur Leistungssteigerung im Sport und Beruf. So setzte die

Fußballnationalmannschaft im Vorfeld der WM 2006 mit großem Erfolg Sportkinesiologie ein. Musiker nutzen die Musikkinesiologie und mit Tieren wird im Bereich Tierkinesiologie gearbeitet. Übertriebene Heilerwartungen sind dennoch fehl am Platze. Kinesiologie ist keine Wundertherapie und kann leider auch nicht alles heilen. So sehr ich mich über viele Erfolge freuen kann, so sehr bedauere ich Misserfolge, die ich mir nicht erklären kann. Natürlich ist es kaum möglich körperliche Schädigungen die durch Unfälle, Alzheimer, Multiple Sklerose, Krebs oder andere Krankheiten entstanden sind rückgängig zu machen. Dies wird auch niemand ernsthaft erwarten. Aber warum wird der eine an Neurodermitis erkrankte Patient wieder gesund und der andere nicht? Warum ist die eine Migräne nach einer Behandlung mit Kinesiologie verschwunden und die andere nicht? Warum genügen bei einem wenige Sitzungen, beim anderen dauert es eine halbe Ewigkeit, bis sich Erfolge zeigen? Ich weiß es nicht. Es gibt Dinge zwischen Himmel und Erde, auf die wir Menschen keinen Einfluss haben und es gibt sicherlich auch vieles, was wir noch nicht erkennen und verstehen können. Es gibt noch viele Fragen zu beantworten. Vielleicht ist das menschliche Leiden manchmal tatsächlich Schicksal und nicht durch uns selbst beeinflussbar? Aber dieser Gedanke gefällt mir nicht. Einfach alles als schicksalhaft abzutun, wenn Heilung nicht gelingen mag, diese Denkweise ist mir zu hoffnungslos. Die Menschen sind nicht auf der Erde, um zu leiden, krank oder unglücklich zu sein, dessen bin ich mir ganz sicher! Ein Versuch ist Kinesiologie auf jeden Fall wert. In diesem letzten Teil des Buches möchte ich nochmals etwas genauer auf Allergien, Ängste und Lernblockaden eingehen.

SUBSTANZTESTUNG

Viele Heilpraktiker nutzen ausschließlich diesen Bereich der Kinesiologie um homöopathische Globuli, Bachblüten oder Schüsslersalze mithilfe des Muskeltests auszuwählen. Im Prinzip kann jede Substanz auf Verträglichkeit oder Schädlichkeit getestet werden. Lebensmittel, Zahnfüllungen, Blütenpollen, Kosmetika, Tierhaare, Bakterien, Medikamente usw.. Hierbei ist ganz wichtig zu wissen, dass es um eine energetische Verträglichkeit geht! Da jede Substanz ein individuelles Energiefeld besitzt und somit eine ganz eigene Schwingungsfrequenz hat, kann diese in Resonanz oder Dissonanz mit dem wiederum ganz persönlichen Energiefeld des Patienten gehen. Manche Schwingungen lösen dann Stress aus. Die Stress auslösenden Stoffe sind die, die dem Körper nicht guttun. Dann entstehen zum Beispiel Allergien oder andere Erkrankungen.

Um eine Substanz zu testen, nimmt der Patient diese entweder in die Hand oder sie wird auf den Körper gelegt (es gibt eine Stelle kurz unterhalb des Bauchnabels die sich dafür am besten eignet). Ich benutze hierzu spezielle Testsätze, kleine Röhrchen aus Glas in denen die Stoffe als Energiemuster oder als Echtmuster aufbewahrt sind. Besser ist es natürlich die Stoffe, die getestet werden sollen, im Original mitzubringen. Vor allem zur anschließenden Korrektur. Wann immer das durchführbar ist, wende ich diese Variante an. Bei manchen Substanzen (Hormone, Bakterien usw.) ist dies aber nicht möglich, dann teste und korrigiere ich aus Testsätzen. Es ist aber durchaus auch möglich aus Listen zu testen oder einen Zettel zu schreiben, auf dem der Name des entsprechenden Stoffes steht.

Allergien und Unverträglichkeiten

Schulmedizinisch wird Allergie als erworbene, unnormale bis gefährliche Reaktion auf einen Stoff definiert, der für die meisten anderen Menschen harmlos ist. So soll sich eine Allergie entwickeln, wenn man sich wiederholt oder übermäßig einer Substanz die Antigen genannt wird, aussetzt. Als Reaktion auf diese Substanz produziert das Immunsystem des Körpers dann bestimmte Eiweißstoffe, die sogenannten Antikörper. Diese Antikörper verbinden sich mit dem Antigen und lösen ein chemische Reaktion aus, die es dem Körper ermöglicht das Antigen abzuschwächen oder zu zerstören. Diese chemischen Reaktionen rufen die typisch allergischen Symptome wie Schwellungen, Schmerzen, Juckreiz, Rötungen oder Schleimabsonderungen hervor.

Das Modell von Antigen und Antikörper bei Allergien stammt aus den zwanziger Jahren und beruht weitgehend auf Experimenten mit eingeatmeten Stoffen, wie z. B. Pollen oder Schimmel, die tatsächlich Antikörperbildungen im Blut verursachen. Antigen-Antikörper-Reaktionen bilden aber nur einen sehr kleinen Teil der allergischen Reaktionen, denn besonders bei Lebensmittelallergien und Allergien gegenüber Chemikalien, kommt es nicht unbedingt zu einer Antigen-Antikörper-Reaktion. Schulmedizinisch wird durch langsame Steigerung der Allergenmenge eine Desensibilisierung versucht. Außerdem werden mittels Medikamente die Körperreaktionen unterdrückt, die einen gefährlichen Prozess in Gang setzen, z. B. wird die Ausschüttung von Histamin verhindert oder mit Cortison Einfluss auf die Immunantwort genommen. Viele Allergiker greifen auch zu den zahlreichen Medikamenten, die mit oder ohne Verschreibungspflicht erhältlich sind. Diese tragen nicht zur Beseitigung des ursächlichen Problems bei und unterdrücken teilweise das Immunsystem. Betreffend Desensibilisierung schreibt Jimmy Scott in seinem Buch „Allergie und der Weg, sich in wenigen Minuten davon zu befreien", dass es so aussieht, als würden Leute, denen diese Desensibilisierungsspritzen eine Zeit lang verabreicht wurde, den allergieverursachenden Substanzen gegenüber nun unempfindlich reagieren. Er glaubt jedoch, dass diese Methode die Allergien nicht wirklich beseitigen kann, sondern nur das Immunsystem des Körpers erschöpft und damit seine Fähigkeit, Giftstoffen gegenüber zu reagieren, beeinträchtigt. *(Allergie und der Weg, sich in wenigen Minuten davon zu befreien, Jimmy Scott, Kathleen Gross, VAK-Verlag).*

Inzwischen führen Forscher vielfältigste Reaktionen auf unverträgliche Stoffe zurück: Z. B. Hyperaktivität bei Kindern, Reizdarmsymptome und sogar psychische Veränderungen.

Im Gegensatz zur schulmedizinischen Theorie definieren Energiemediziner, wie z. B. Dr. Jimmy Scott, der Begründer der Health-Kinesiologie oder die aus Indien stammende Ärztin Dr. Devi Namubidripad, die die erfolgreiche NAET-Therapie (Namubidripads Allergie Eliminierungs Technik) entwickelte, Allergie als eine Störung des Energieflusses im Körper. Das bedeutet, dass durch bestimmte Stoffe Blockaden auf den Meridianen ausgelöst werden, die den Energiefluß stauen. Die fernöstliche Medizintheorie besagt ja, dass jede Materie von einem Energiefeld umgeben ist. *(Siehe Seite 64 Aura und Seite 99 Seelengedächtnis, Morphische Felder).* Treffen zwei oder mehrere unvereinbare Energien, also unterschiedliche nicht zueinanderpassende Schwingungen, aufeinander (Dr. Namubidripad nennt das „Clash") verursacht dies Blockaden der Energiebahnen. Es entsteht ein Energieungleichgewicht. Der Mensch gerät auf körperlicher Ebene in eine Stresssituation ohne, dies bewusst zu spüren. Infolge dieser Blockaden und dem ausgelösten Stress entstehen dann die entsprechenden unterschiedlichsten Symptome. Meiner Meinung nach entsteht ein „Clash" nicht nur durch das Zusammentreffen mehrerer unverträglicher Energiefelder von Materie. Da ja auch psychische Faktoren, Emotionen oder Gedanken, ein Energiefeld um sich tragen, können sich auch diese zum Clash aufschaukeln. Manchmal genügen zwei unverträgliche Energiefelder (das des Menschen und das des betreffenden Stoffes) um eine Allergie oder eine Unverträglichkeit auszulösen, manchmal ist es eine Vielzahl verschiedener miteinander unverträglicher Energiefelder, die sich gegenseitig „aufschaukeln". So kann eine Person gegen alles, was existiert allergisch reagieren. Sogar gegen eigene Organe und Gewebe. Diese sogenannten Autoimmunerkrankungen werden in der Schulmedizin zwar nicht mit Allergien in Verbindung gebracht, sind aber im Grunde nichts anderes.

Meine Theorie ist folgende: Das Gehirn merkt sich die Stoffe (bzw. die Energiemuster) die einmal zu einem „Clash" (und einer Energieblockade) führten aus demselben Grund, wie es auch alle anderen Situationen speichert – eben um beim nächsten Mal schneller reagieren zu können. Es wird aber, wie bei den anderen Erinnerungen auch, später nicht nur in der kompletten Wiederholung einer Situation Alarm ausgelöst, sondern schon bei den einzelnen Komponenten. Das heißt, angenommen die Auslöser der ersten Allergiereaktion waren ursprünglich Haselnusspollen plus überlastete Leber plus unterdrückte Wut, so ist es möglich, dass das Gehirn später nur noch die Haselnusspollen alleine als Bedrohung wahrnimmt, selbst wenn sich der Mensch nicht mehr in einem Zustand von Aggression befindet und auch die Leber unbelastet ist. Das Gehirn nimmt nun jeden Stoff einzeln als Bedrohung wahr (weil er eben einmal sehr bedrohlich war, wenn auch in Kombination) und befiehlt dem Immunsystem die Abwehrkräfte zu mobilisieren.

KINESIOLOGISCHE ALLERGIEBEHANDLUNG

Nachdem der allergieauslösende Stoff mittels Muskeltest *(siehe Substanztestung, Seite **109**)* gefunden ist, werden mit einer Technik aus der von Jimmy Scott begründeten Health-Kinesiologie die Meridianenergien balanciert. Dabei wird das gesamte Energiesystem mit der unverträglichen Substanz sozusagen „bekannt“ gemacht und der Energiefluss, der blockiert war, wiederhergestellt. Nach der Behandlung ist der "Energie-Clash" verschwunden oder zumindest geschwächt und es sollte im besten Falle keine Allergie oder Unverträglichkeit mehr auftreten, wenn der Patient erneut mit dem Stoff in Berührung kommt. Es ist möglich, mehrere Stoffe gleichzeitig zu bearbeiten. Dieses Verfahren dauert etwa eine Stunde, ist einfach und dennoch erstaunlich wirksam. Letztlich wird wie bei allen anderen kinesiologischen Korrekturen auch, die Stressreaktion abgeschaltet. Hierbei lernt der Körper, dass der Stoff auf den er bislang negativ reagierte, keine Gefahr darstellt. Je nachdem ob es sich um eine Allergie oder ein Toleranzproblem (hier entsteht erst beim Überschreiten einer bestimmten Menge, die Blockade) handelt, unterscheidet sich die Korrektur etwas voneinander. Oft genügt es nicht, einfach nur die betreffende Substanz zu balancieren, es müssen auch die psychischen Ursachen mitbehandelt werden damit diese nicht immer wieder in Konflikt mit von außen zugeführten Substanzen geraten (die sich dann oft ständig verändern können). Hierzu sind manchmal mehrere Sitzungen notwendig in denen ein Faktor nach dem anderen balanciert wird. Diese Methoden verändern das Energiesystem so, dass mit der Zeit auch eine Veränderung in der Reaktion auf die „Allergiesubstanz" zu beobachten ist. In der Health-Kinesiologie ist keine Karenzzeit vorgesehen, in der der Mensch sich dem Allergen nicht aussetzen sollte. Ich habe es aber als sinnvoll erlebt, dem Körper falls möglich, einige Tage Zeit zu geben, um mit dem neuen Energiezustand fertig zu werden und ihn erst danach wieder mit dem Allergen zu konfrontieren.

Sehr spannend finde ich in diesem Zusammenhang, eine Studie mit psychisch erkrankten Patienten, die an multiplen Persönlichkeiten litten. In der Studie gab es einen Patienten, der allergisch auf Orangensaft reagierte. Wenn nun seine innere Persönlichkeit mit allergischer Dominanz überwog, gab es eine allergische Reaktion. Dominierte die andere Persönlichkeit, geschah nichts. Er konnte dann soviel Saft trinken, wie er wollte. Diesen Versuch und mehrere andere dieser Art hat Dr. Bennett Braun von der International Society for the Study of Multiple Personality in Chicago dokumentiert. Es gibt auch Studien in der Hypnosewirkung belegt wird. Hier konnten Menschen die auf Heu allergisch reagierten hypnotisiert mitten in einem Heuhaufen liegen, ohne eine Reaktion zu haben, oder Menschen mit Katzenallergie unter Hypnose ohne Schwierigkeiten Kätzchen streicheln. Umgekehrt können Allergiker auch ohne jeglichen Katzenhaareinfluss im Kino einen schweren Allergieanfall bekommen, nur weil auf der Leinwand eine Katzenwerbung läuft.

Der Kinesiologe Jimmy Scott erwähnt in seinem Buch, dass bereits in den 30er Jahren der medizinische Hauttest als Allergienachweis genauer erforscht und dessen Ungenauigkeit nachgewiesen wurde.

„Die Hautreaktion sagt nämlich kaum etwas über die Immunreaktion im Blut aus und ist nicht notwendigerweise die richtige Stelle, um Allergene herauszufinden, welche Symptome wie Asthma, Hyperaktivität, Durchfall und vieles mehr hervorrufen. Dennoch werden bis heute alle neuen Nachweismöglichkeiten für Allergien mit diesem Test verglichen. Erhält man mit der neuen Methode ein anderes Ergebnis als mit dem Hauttest, dann wird die neue Methode als unzuverlässig und ungenau eingestuft, dabei ist dies der Hauttest auch." (Aus: Allergie und der Weg, sich in wenigen Minuten davon zu befreien von Jimmy Scott, Kathleen Gross)

Ängste, Urängste und Phobien

Kinesiologie eignet sich besonders gut, um Ängste zu behandeln. Der Erfolg ist oft schon direkt während der Sitzung zu spüren. Mittels Muskeltest wird die genaue Angst identifiziert, anschließend mittels einer kinesiologischen Korrektur aufgelöst. Es gibt Ängste, die schon nach einer Sitzung verschwinden, andere müssen aus verschiedenen Aspekten beleuchtet werden, bis wirklich alle Faktoren bearbeitet sind, so dass mehrere Sitzungen über einen längeren Zeitraum notwendig sein können.

Ohne Angst könnten wir nicht überleben. Angst hat die Funktion, dem Menschen mitzuteilen, dass Gefahr droht. Hierzu wird der Körper in einen Zustand versetzt, in dem er sehr schnell reagieren, flüchten oder kämpfen kann. Aktiviert wird die Angst im limbischen Gehirn, dort wo Erfahrungen und Gefühle gespeichert werden. Dieses löst dann die Stressreaktionskette des Sympathikus aus. *(Siehe Kapitel Stress, Seite 25*). Die „Alarmanlage" Angst ist sehr empfindlich eingestellt, es geht schließlich um ein lebenswichtiges Thema, das unter Umständen vor dem Tod retten kann. Leider kann es, etwa wie bei Brandmeldeanlagen auch, zu Fehlalarmen kommen, je nachdem wie hoch die Empfindlichkeit eingestellt ist. So wie schon harmloser Zigarettenrauch unter bestimmten Umständen die Sirene auslösen und die Feuerwehr alarmieren kann, so können scheinbar harmlose Faktoren auch die „Angstalarmanlage" des Menschen auslösen.

Manchmal sind auch noch die Ängste unserer Vorfahren in unserem Unterbewusstsein gespeichert und unser Körpersystem reagiert darauf, selbst wenn die Angst irrational ist. Die Spinne tut nichts, Fliegen ist auch nicht gefährlicher als Autofahren, und es droht beim Ausblick aus dem 10. Stock eines Hochhauses keine Gefahr. Dennoch kennen viele Menschen das flaue Gefühl im Magen. Höhenangst, Flugangst, Spinnenphobie, auch laute Geräusche oder plötzliche Bewegung konnten für unsere Vorfahren immer Anzeichen einer drohenden Gefahr sein. Dunkelheit war sehr gefährlich, weil da die Sinne nicht so gut funktionieren wie tagsüber und jederzeit Gefahr drohte.

Je nach persönlicher Erziehung und Erfahrung wird ein Mensch ängstlicher oder weniger ängstlich. Bei den meisten

Ängsten handelt es sich jedoch um erlerntes Verhalten. Kleinkinder orientieren sich in ihren Verhaltensweisen an engen Bezugspersonen. Erlebt ein Kind, dass die Mutter oder Oma Angst vor Spinnen hat, lernt es, dass Spinnen gefährlich sind. In vielen Teilen der Welt ist die Angst vor Spinnen gänzlich unbekannt. Auch Naturvölker kennen sie kaum. Es spricht also vieles dafür, dass manche Ängste nicht aus Urzeiten kommen, sondern in der Kindheit erlernt wurden. Oft machen auch neue Situationen oder unbekannte Menschen Angst. Viele Schwierigkeiten im Umgang mit Menschen haben ihre Ursache in unbewussten Ängsten. So stellt ein Mensch der Angst vor Ablehnung hat keine Forderungen, sagt seine Meinung nicht oder kann seine Bedürfnisse nicht äußern. Aus Angst nicht mehr geliebt oder gemocht zu werden, können manche Menschen nur schwer Nein sagen. Aus Angst Fehler zu machen, leben manche Menschen in einem Perfektionsanspruch und überfordern sich damit. Letztlich steckt auch hinter dem, was heutzutage als (Zeit) -Stress wahrgenommen wird, eine Angst. Angst zu spät zu kommen, Angst nicht die geforderte Leistung zu bringen, Angst zu versagen, Angst die Arbeit zu verlieren. Manchmal sind diese Ängste unterbewusst, lassen sich also auf den ersten Blick nicht erkennen. Nur wenn man die körperlichen Symptome beachtet, spürt man, dass eine Angst da sein muss.

Angst kann sich durch eine Vielzahl von Symptomen äußern: Feuchte Hände, höherer Puls, Herzklopfen, Herzschmerzen, Hyperventilieren, Schweißausbrüche, kalte Hände oder Füße, Zittern, blasses Gesicht, erweiterte Pupillen, Zähneknirschen, Gänsehaut oder Kälteschauer. Trockener Mund, Bauchschmerzen, Durchfall, Verstopfung (Reizdarmsymptomatik),

Magenbeschwerden, Übelkeit, Blähungen, Harndrang, Überempfindlichkeit und allgemeine Reizbarkeit, innere Unruhe, Schwindel, Gefühl der Benommenheit, Müdigkeit, Schlafstörungen, Ohnmacht, weiche Knie oder Beine, allgemeines Schwächegefühl, Kloßgefühl im Hals, Heißhunger, Verspannungen im Nacken, dumpfer Kopfdruck, Kopfschmerzen. Schmetterlinge im Bauch (Ja! Auch hinter diesem Gefühl steckt eine Angst! Meist ist es die Angst, dass der neue Partner einen nicht liebt, so wie man ist). Die Symptome können einzeln auftreten – also zum Beispiel nur Bauchschmerzen. In schlimmen Fällen entsteht eine Angstsensibilisierung. Nach einer Sensibilisierung löst ein Stressor eine stärkere Stressreaktion aus, als zuvor. So entstehen Phobien oder das posttraumatische Belastungssyndrom. Um die Angst kinesiologisch zu therapieren, wird zuerst herausgefunden, was „hinter" der Angst steckt (oft kann das eine andere Angst sein). Diese muss der Patient sich dann vorstellen während der Therapeut die entsprechenden Punkte oder Zonen hält, die die Blockade bzw. die Angst auflösen.

Urängste

Die Kinesiologie unterscheidet zwischen den tief verwurzelten Urängsten und sogenannten psychologischen Ängsten. Um den Unterschied zu erklären, stelle ich mir gerne einen Computer vor. Die psychologischen Ängste werden wie Software im Laufe des Lebens in bestimmten Situationen „aufgespielt". Sie können ebenso auch wieder gelöscht werden. Die Urängste jedoch sind bereits in der Hardware enthalten. Sie gehören sozusagen zur Ausstattung des Computers und können demzufolge auch nicht auf die gleiche Weise gelöscht werden. Die Urängste laufen ständig unmerklich im Hintergrund, können aber unter bestimmten Umständen das System ganz gewaltig stören. Etwa wenn im Laufe des Lebens bestimmte neue Programme aufgespielt werden sollen, die nicht verträglich sind. Da soll etwa das Programm: „Ich werde jetzt eine glückliche Beziehung führen“ aufgespielt werden – und die Urangst vor dem Alleinsein führt zur psychologischen Angst den Partner zu verlieren oder zu Eifersucht. Urängste sind aus früheren Leben mitgebracht oder in allerfrühester Kindheit entstanden. Je früher eine Erfahrung Spuren in die Psyche gräbt, desto tiefer geht deren Auswirkung. Es ist wie bei einem Baum. Wenn in einen Setzling eine tiefe Kerbe geschlagen wird, wird dieser Baum immer mit einer großen Narbe geschlagen sein. Bei einem ausgewachsenen Baum wird die Kerbe örtlich begrenzt sein, denn spätere Einflüsse können eher kompensiert werden. Da Schwangerschaftshormone die Plazenta passieren können, kriegt schon das Ungeborene Angst oder Stress mit. Hier liegt oft der Ursprung diffuser Urängste. Wenn sich Konflikte nach der Geburt weiter fortsetzen, können sich solche Prägungen potenzieren. Selbst wenn das Kind nach der Geburt liebevoll betreut wird, kann eine Art dumpfer Ahnung bleiben. Eine Angst, die nicht benannt werden kann. Gewöhnlich werden Urängste verdrängt, sind also nicht als deutliche Angst zu spüren. Vier Grundängste werden üblicherweise als die menschlichen Urängste genannt: Angst vor Tod, Angst vor Freiheit, Angst vor dem Alleinsein, Angst vor Sinnlosigkeit. Verdrängt wird die Angst vor dem Alleinsein oft durch vermehrtes Anklammern oder durch Eifersucht. Angst vor Freiheit führt dazu, dass der Mensch keine eigenen Entscheidungen trifft, Angst vor Sinnlosigkeit führt oft zu Arbeitssucht oder zu ständiger Aktivität. Urängste können unter Umständen ein Leben lang blockieren, ohne dass dem Mensch klar ist, warum er etwa keinen Erfolg hat, warum er sich ständig in der Rolle des Gemobbten wiederfindet, warum jede Beziehung scheitert. Oft werden Urängste auch mit Glaubenssätzen aus der Kindheit gekoppelt und wirken dann noch stärker. Urängste werden in der Kinesiologie durch eine spezielle Technik balanciert. Danach haben sie keinen starken Einfluss mehr. Das Urvertrauen, der positive Gegenpol der Urangst, kann dann wieder wirken.

PHOBIEN

Phobien sind sehr starke Ängste, die das Leben der Betroffenen schwerwiegend einschränken. Theoretisch kann man gegen alles was existiert, auch eine Phobie entwickeln. Bei Phobien kommt es zu übertriebenen Angstreaktionen, die über das normale Maß hinausgehen. Das Herz rast, Kopfschmerzen, Übelkeit, Angstschweiß. Manche Menschen brechen vor Angst in Tränen aus. Nicht alles, was umgangssprachlich als Phobie bezeichnet wird, muss jedoch unbedingt behandelt werden. Eine Spinnenphobie z. B. ist sicherlich kein großes Problem. Eine Platzangst aber kann wirklich schwerwiegende Folgen für den Menschen haben. Das Auflösen mancher Phobien dauert länger als andere, das hängt mit der Anzahl der damit zusammenhängenden Aspekte zusammen. Zum Beispiel kann hinter der panischen Angst vorm Fliegen auch die Angst zu sterben, Angst die Kontrolle zu verlieren oder eine Angst vor Menschen stecken. Dann muss all dies nacheinander balanciert werden.

Einschränkende Glaubenssätze

Glaubenssätze sind gelernte Lebensweisheiten, Lebensregeln, eigene innere Gesetze und Normen. Sie sind im Unterbewusstsein gespeichert und basieren auf Erfahrungen und Erlebnissen in der Vergangenheit. Bei jedem traumatischen Ereignis entstehen in unserem Unterbewusstsein einschränkende Glaubenssätze, die lebenslang gespeichert werden. Die meisten Glaubenssätze werden in der frühkindlichen Phase, in der das kindliche Bewusstsein noch nicht alles verstehen kann, gebildet. Da entsteht aus der Situation, dass die Mutter mehrmals nicht kommt, wenn das Baby schreit der Glaubenssatz: „Keiner nimmt mich ernst“ – oder „wenn ich jemand brauche bin ich immer alleine“ oder ähnliches. Je jünger ein Mensch ist, in dem er einen einschränkenden Glaubenssatz aufnimmt, desto stärkere Auswirkungen kann dieser auf das Leben haben. So kennen viele von sich selbst den Glaubenssatz: „Ich mach immer alles falsch“, der fast immer in der Kindheit entstanden ist. Glaubenssätze wirken wie sich selbst erfüllende Prophezeiungen. Ständig wird diese Schwingung ausgesendet und zieht natürlich auch entsprechende Situationen an. Sobald wieder eine ähnliche Situation auftaucht, erinnert sich das Unterbewusstsein und fühlt den Satz bestätigt. So wächst er immer weiter, wird immer größer. Sind wir beispielsweise nicht davon überzeugt, dass wir etwas „verdient haben“, es „können“ oder in unserem sozialen Umfeld „dürfen“, sind unsere Erfolgsaussichten äußerst gering, dass wir ein bestimmtes Ziel erreichen. Das Unterbewusstsein wird jeden weiteren Fortschritt in diese Richtung behindern. Einschränkende Glaubenssätze, die im Erwachsenenalter entstehen, gehen fast immer auf einen primären frühkindlichen Glaubenssatz zurück. Unbewusst wiederholen wir früher entstandene Blockaden immer wieder, entwickeln Muster. Sätze wie: „Ich bin nicht liebenswert“ oder „ich darf nicht glücklich sein“, beeinflussen unser Verhalten im täglichen Leben. Unsere täglichen Entscheidungen sind davon abhängig, was unsere Glaubenssätze aussagen. Wenn wir im Leben auf Hindernisse stoßen, unsere Ziele trotz größter Anstrengung nicht erreichen, deutet dies oft daraufhin, dass unser Unterbewusstsein von etwas anderem überzeugt ist, als unser Verstand. Immer dann wenn bestimmte Situationen eintreten, werden sämtliche unbewusst abgespeicherten Verhaltensmuster abgerufen. So kann Erfolg oder Misserfolg im Beruf, Krankheit oder Gesundheit, Glück oder Unglück in Partnerschaften durchaus von Glaubenssätzen beeinflusst sein. Einschränkende Glaubenssätze blockieren dauerhaft den Energiefluss und führen zur Unterversorgung einzelner Bereiche. Je mehr einschränkende Glaubenssätze durch unser Unterbewusstsein wirken, desto mehr sucht der Körper einen Ausweg in Form von chronischen Beschwerden.

Ziel einer kinesiologischen Korrektur ist es, den einschränkenden, krankmachenden Glaubenssatz durch einen neuen, positiven zu ersetzen: So wird etwa aus dem Satz: „Ich habe es verdient krank zu sein“ der Satz: „Ich kann alles was ich mir wünsche haben und dabei völlig gesund sein“. Oder aus: „Keiner liebt mich“ wird: „Ich liebe mich“ und „Ich werde geliebt“. Aus: „Ich bin schwach“ wird: „Ich bin stark“. Indem die einschränkenden Überzeugungen umgewandelt und in das innere System integriert werden, entstehen dauerhafte Wahrnehmungs- und Verhaltensänderungen, die einen größeren Handlungsspielraum geben.

LERNBLOCKADEN

Viele Kinder die Schwierigkeiten beim Lernen in der Schule haben, sind nicht „dümmer“ als andere, sondern leiden unter Blockaden, die durch Stress ausgelöst sind. Da diese Kinder erwachsen werden, können natürlich auch ältere Menschen von Schwierigkeiten beim Schreiben, Lesen, Rechnen oder der Konzentration betroffen sein. Wahrgenommen wird dieses Problem logischerweise vorwiegend bei den Schülern.

Der Kinesiologe Dr. Paul Dennisson geht davon aus, dass grundsätzlich jedes Lernproblem auf Blockaden zurückzuführen ist, es sei denn, das Kind habe eine unheilbare Behinderung, z.B. durch angeborene Hirnschäden, Sauerstoffmangel bei der Geburt oder durch Unfälle. Dr. Dennisson arbeitete in einem heilpädagogischen Zentrum mit Kindern die Lernschwierigkeiten hatten und entwickelte spezielle Übungen, die sogenannten Brain-Gym-Übungen um Lernblockaden aufzulösen. Er hatte damit großen Erfolg. Diese Brain-Gym-Übungen sind heute sehr bekannt und werden von vielen Kinesiologen, aber auch Lehrern, Ergotherapeuten und Lerntherapeuten angewandt. Fast jedes Kind kennt heute „Die Liegende Acht, verschiedene Überkreuzbewegungen oder das „Energiegähnen“. Die Übungen sind leicht zu erlernen und können schnell angewandt werden.

Sie sollen Mängel in der (Gehirn)-Entwicklung des Kindes ausgleichen, die meist durch Bewegungsdefizite im Kleinkindalter entstanden sind. Mit jedem Krabbeln, Balancieren, Laufen, mit jeder Augenbewegung, jedem Greifen, jeder Berührung, wird die neurologische Entwicklung des Gehirns angeregt, es werden Synapsen zwischen den einzelnen Gehirnzellen gebildet. So haben Kinder bei denen Körper- und Augenbewegung nicht gut aufeinander abgestimmt sind, Probleme von der Tafel abzuschreiben. Manche können nur schwer von links nach rechts über die Mitte des Heftes schreiben, (ab der Mitte geht das Schriftbild dann nach unten oder nach oben) Linien nicht einhalten oder vertauschen Buchstaben. Andere Kinder (oft solche die nicht viel krabbelten) haben Schwierigkeiten, die mit der Koordination zwischen der linken und rechten Gehirnhälfte zusammenhängen. Solche Kinder leiden dann, laut Dennison, an einer deutlich verringerten Lese- und Lernfähigkeit.

Die Zusammenarbeit der rechten und der linken Gehirnhälfte wird durch Überkreuzbewegungen angeregt. Normalerweise lernt ein Baby die Überkreuzbewegungen von selbst, in dem es Arme und Beine beim Krabbeln immer gegengleich bewegt. Eine gute Integration bedeutet auch eine gute Koordination auf körperlicher Ebene. (Die linke Gehirnhälfte steuert die rechte Körperseite und umgekehrt). Bei den meisten Menschen ist die linke Hirnhälfte zuständig für logisches Denken, Zahlen, Analyse, Planung, die rechte für ganzheitliches, kreatives Denken. Dominiert eine Gehirnhälfte, werden bestimmte Denkstrategien bevorzugt. Wer vor allem mit der rechten Gehirnhälfte „denkt“, sieht seine Umwelt eher als Ganzes – ist aber mit Einzelheiten oft überfordert. Er handelt spontan nach Gesamteindruck und durchdenkt sein Problem nicht logisch. Er versinkt bei komplexen Aufgaben leicht im Chaos. Wer vorwiegend mit links denkt, hält sich unbedingt an Vorgaben, ist äußerst genau, denkt linear, gegliedert und strukturiert. Ist dafür aber unflexibel und nicht spontan. Solche Extreme sind selten, aber Tendenzen kann man bei fast jedem Menschen erkennen. Nur wenn beide Seiten gut zusammenarbeiten, kann sich das gesamte geistige Potential entfalten. Typische Schwierigkeit, die daraus resultiert, dass Stress bei der Zusammenarbeit der Hirnhälften entstanden ist, sind Textaufgaben in der Mathematik, die dann nicht verstanden werden, obwohl das Kind normale Matheaufgaben normalerweise gut lösen kann. Dass unter dieser andauernden Stressreaktion im Körper die Konzentration dann in allen Bereichen leidet ist kein Wunder. Bei Stress arbeitet das Großhirn ja nur eingeschränkt.

Bei Jungen kommt erschwerend hinzu, dass in den ersten Schuljahren eher die rechte Gehirnhälfte dominiert. Sie haben deswegen öfters Schwierigkeiten beim Schreiben lernen. Bei den Mädchen hingegen entwickelt sich die linke Hemisphäre früher. Da die Schule vor allem die Fähigkeiten der linken Gehirnhälfte fördert, sind die Buben zumindest in den ersten Schuljahren im Nachteil. Warum dies so ist, ist bisher noch nicht gänzlich erforscht. Neben genetischen Ursachen könnte auch eine Rolle spielen, dass bei Mädchen feinmotorische Fähigkeiten (die in der linken Gehirnhälfte gespeichert werden) im Kindergartenalter eher gefördert werden. (Malen, Perlenfädeln, Basteln). Ziel der Kinesiologie ist es, das Gleichgewicht zwischen linker und rechter Seite herzustellen – und vor allem in Stresssituationen – zum Beispiel während einer Klassenarbeit - zu ermöglichen. Diese Stressreaktion kann dann durch Überkreuzbewegungen ausgeglichen werden, allerdings ist die Wirkung schnell vorbei, sobald mit den Übungen wieder aufgehört wird.

Es sind jedoch nicht nur diese, vermutlich durch Entwicklungsdefizite entstandene Blockaden, die zu Lernproblemen führen, meiner Meinung nach entsteht über die Hälfte der Schwierigkeiten durch normale Stressreaktionen: auf Lehrer, bestimmte Fächer, Mitschüler, auf Eltern, unschöne Situationen beim Hausaufgabenmachen oder eben aus Angst vor schlechten Noten. In diesem Fall nützen die Brain-Gym Übungen kaum – hier ist es dann notwendig, die entsprechenden Stressoren zu finden und diese Blockaden aufzulösen.

Konzentrationsprobleme entstehen bei Kindern auch oft durch Wassermangel. Außerdem hatte ich schon viele Fälle in denen die Kinder Stress auf Geräusche oder Bewegungen hatten. Sobald sich was im Raum rührte, reagierte der Körper mit einer Stressreaktion. Dass man da dann nicht konzentriert arbeiten kann, ist kein Wunder. Bei der Korrektur muss das Kind dann rechnen oder lesen, während nebenher Musik läuft, Geräusche gemacht werden oder jemand hin und herläuft usw. Solche kinesiologischen Korrekturen machen richtig viel Spaß, sind spannend und wenn dann am Ende noch an den Schulnoten sichtbar wird, dass es was genutzt hat, machen sie auch noch glücklich und zufrieden.

Kinesiologie ist einfach eine super Therapie, die viel Spaß macht und dabei auch noch wirkt.

Gabriele Waidele

*Viel Leid und viel Unglück entstehen, wenn Du
jeden Gedanken, der Dir durch den Kopf geht,
für die Wahrheit hältst.*

*Situationen machen nicht unglücklich.
Sie mögen physische Schmerzen verursachen,
aber sie machen nicht unglücklich.*

*Deine Gedanken machen Dich unglücklich.
Deine Interpretation, die Geschichten,
die Du selbst dazu erfindest, machen Dich unglücklich.*

(Eckhart Tolle)